全国高职高专医药院校护理专业
"十三五"规划教材(临床案例版)

供护理、助产等专业使用

丛书顾问 文历阳 沈彬

护理伦理与法规

（临床案例版）

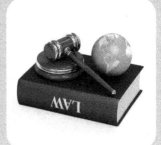

U0303194

主　编　徐桂莲　高玉萍

副主编　徐志英　钱　珺　涂仲良

编　者　(以姓氏笔画为序)

刘　霖　安顺职业技术学院

杨　健　黄冈职业技术学院

张　珍　山西同文职业技术学院

纽丽霞　山西医科大学

钱　珺　滁州城市职业学院

徐志英　江西中医药高等专科学校

徐桂莲　黄冈职业技术学院

高玉萍　山西医科大学

涂仲良　黄冈市妇幼保健院

黄　蓉　黄冈职业技术学院

潘美娟　上海济光职业技术学院

华中科技大学出版社
http://press.hust.edu.cn
中国·武汉

内 容 简 介

本书是全国高职高专医药院校护理专业"十三五"规划教材(临床案例版)。

本书包括绪论、护理伦理的理论基础及规范、护理人际关系伦理、临床护理伦理、生命护理伦理、医学高新技术应用中的护理伦理、护理科研与护理管理伦理、护理伦理决策的应用程序,以及护理伦理教育、修养和评价及护理法规,共十章内容。

本书可供全国高职高专医药院校护理、助产等专业及其他相关专业学生使用,也可供相关人员学习参考。

图书在版编目(CIP)数据

护理伦理与法规:临床案例版/徐桂莲,高玉萍主编. —武汉:华中科技大学出版社,2015.10(2024.7重印)
全国高职高专医药院校护理专业"十三五"规划教材
ISBN 978-7-5680-1351-2

Ⅰ.①护… Ⅱ.①徐… ②高… Ⅲ.①护理伦理学-高等职业教育-教材 ②卫生法-法规-中国-高等职业教育-教材 Ⅳ.①R47 ②D922.161

中国版本图书馆 CIP 数据核字(2015)第 263305 号

护理伦理与法规(临床案例版)   徐桂莲   高玉萍   主编
Huli Lunli Yu Fagui (Linchuang Anli Ban)

策划编辑:周 琳
责任编辑:程 芳 童 敏
封面设计:原色设计
责任校对:何 欢
责任监印:周治超
出版发行:华中科技大学出版社(中国·武汉)   电话:(027)81321913
          武汉市东湖新技术开发区华工科技园   邮编:430223
录 排:华中科技大学惠友文印中心
印 刷:广东虎彩云印刷有限公司
开 本:787mm×1092mm 1/16
印 张:11.5
字 数:278千字
版 次:2024 年 7 月第 1 版第 7 次印刷
定 价:38.00 元

全国高职高专医药院校护理专业"十三五"规划教材(临床案例版)教材编委会

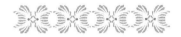

丛书学术顾问　　文历阳　　沈　彬

委员（按姓氏笔画排序）

前言

Qianyan

　　护理伦理与法规是护理专业学生的一门必修课程。本书紧紧围绕培养适应我国医疗护理事业发展需要，具有良好的职业道德、人文素养的高素质技术技能型人才这一目标，突出职业教育"以能力为中心"的特点，强调职业性和适用性，以"必需、够用"为度，力求贴近社会、贴近岗位、贴近学生。培养护理专业学生适应社会、适应工作需要的专业素质，树立正确的护理伦理与法制观念，增强护理行为的决策能力。

　　随着人们法制观念的日益增强，医疗护理中遇到的纠纷与法律问题越来越多。学习护理伦理与法规，有利于提高护理专业学生及护理人员的伦理意识和法制观念，帮助他们深入理解这些要求与规范对护理工作的实际意义，自觉地约束自己的行为，使护理活动更加合乎伦理要求与法律规范；有利于在遵循护理伦理与法规的前提下，保证安全执业；有利于提高护理质量和医院的管理水平。

　　全书共分十章。前九章主要介绍护理伦理相关问题，包括绪论、护理伦理的理论基础及规范、护理人际关系伦理、临床护理伦理、生命护理伦理、医学高新技术应用中的护理伦理、护理科研与护理管理伦理、护理伦理决策的应用程序及护理伦理教育、修养和评价等内容。其重点是确立正确的伦理观念，指导护理行为实践。最后一章主要介绍护理法规知识，包括护士条例及与护理临床工作相关的法规等内容。其重点是建立与护理行为相关的医学法制观念，指导临床护理实践。为了方便教师的教学和学生的学习，每一章的前面设有相应的学习目标（知识目标、能力目标和素质目标）和教学重点与难点提示，每一节根据教学目的和教学内容的要求，选取典型的临床案例，有助于培养学生的学习能力、创新思维和评判性思维能力及对临床实践中的护理问题做出科学决策的能力，以提高学生的综合素质。

　　本书在编写过程中，参考了大量的国内外书刊资料，并得到了黄冈职业技术学院、山西医科大学、江西中医药高等专科学校、滁州城市职业学院、安顺职业技术学院、山西同文职业技术学院及上海济光职业技术学院等单位领导的大力支持和鼓励，在此表示衷心的感谢！

由于编者的学识水平和主客观条件限制,书中难免存在疏漏和不当之处,恳请
广大师生及读者朋友批评、指正。

编　者

目录

Mulu

第一章 绪 论

 学习目标 .....

1. 知识目标
(1) 解释伦理、护理伦理、道德及职业道德的概念。
(2) 简述护理伦理的特点、研究对象及学习护理伦理与法规的意义。
(3) 列举护理伦理与法规、道德与伦理的区别与联系。

2. 能力目标
(1) 能够自觉意识伦理对护理人员的重要性。
(2) 具备一定的道德意识和道德判断能力。

3. 素质目标
(1) 具有正确的护理伦理与法制观念。
(2) 具有医学人道主义情怀。

重点:伦理、护理伦理、道德及职业道德的概念;伦理学的基本问题;护理伦理的研究对象;学习护理伦理与法规的意义。

难点:伦理与道德的关系;学习护理伦理与法规的方法。

第一节 伦 理 概 述

案例导入

【导学案例1】 一麻痹性肠梗阻患儿,因不能进食而采取鼻饲管灌注流质饮食。医生查房后留口头遗嘱:"有尿后给予氯化钾 10 mL 推入管内。"待患儿有尿,护士执行医嘱,将 15% 氯化钾 10 mL 直接推入静脉输液管内。患儿心跳骤停,抢救无效死亡。请思考:

(1) 护士执行口头医嘱的行为对吗? 为什么?

(2) 对患儿的死亡,护士是否负有责任?

【导学案例2】 李某,35 岁,女性。因胃溃疡合并大出血,由其夫送某医院急诊。医生诊断后下达医嘱,让护士为其输血。李某因宗教信仰拒绝输血。医生再三劝阻,患者仍坚持拒绝输血。此时,患者面色苍白,呼吸急促,达 32 次/分,血压低至 60/40mmHg。其夫表示同意接受输血,但患者强调:"不要违背我的信仰。"请思考:

(1) 护士该如何处理? 为什么?

（2）怎样才能做一个合格的护理人员？

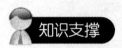

一、伦理与护理伦理

（一）伦理

1. 伦理的概念　在西方，伦理（ethics）来源于希腊文，原意为公共场所和驻地，后引申为生活习惯、习俗，或性格、品行。

在我国，伦理具有特殊的意味。许慎在《说文解字》中是这样解释的："伦，从人，仑声，辈也"，"理，从玉，里声，治玉也"。在这里，"辈"指的是建立在血缘关系基础上的人与人的辈分关系；"治玉"是把玉石雕琢为玉器，而玉石质地至坚，故必循其纹路加工。可见，在中国古代，"伦"指的是人与人的关系，而"理"的引申义则是条理、道理。"伦理"合在一起使用，最早见于《礼记·乐记》："乐者，通伦理者也。"虽然这一合用并未使其具有现代意义的"伦理"含义，但"伦理"概念的出现及伦理思想的积淀，反映了人类对道德生活的理性思考。伦理逐步成为调整人伦关系的准则。

2. 伦理与道德的关系　现代意义上的伦理与道德本质上是没有差异的，都是指调整人们关系的行为规范。但在实际生活中，有时人们将二者互换使用，有时却严格区分。这说明伦理与道德存在细微差异：第一，伦理侧重道德理论，道德侧重道德实践。比如研究道德的学问就叫伦理学，而在评价个体的某一已有行为时则使用道德概念。第二，伦理侧重在社会层面上使用，道德则侧重在个体层面上使用。比如制度伦理、个体道德概念的使用就说明了这一点。第三，伦理研究人与人之间的"应然"关系，道德研究某人与道理之间的"实然"关系。如伦理学探究所有的人与人的关系应该是什么样子的，这一"应该"带有理想的色彩；而评价某人是有道德的或某行为是合乎道德的，说明某人已经采取了某行为，这是对一个现实状态的评价。

（二）伦理学

1. 伦理学的概念　伦理学是研究道德的学问，它以道德的发生、发展及其规律为研究对象，揭示道德的起源、本质、结构、功能及运行机制。

在人类历史上，伦理学是一门既古老又有时代气息的学科。公元前4世纪，古希腊哲学家亚里士多德对古雅典城邦社会的道德生活进行了系统的思考和研究，后由其弟子将其言论整理而成的《尼各马可伦理学》是西方最早的伦理学专著，标志着伦理学的产生。

在中国古代没有形成严格的伦理学学科，但却有着大量记载伦理思想的文献，代表作主要有《尚书》《周礼》《论语》《孟子》《大学》《中庸》等。19世纪末，随着社会发展，人与人、人与社会及人与自然关系的复杂化，伦理学逐步进入大众视野，成为人们关注的重要问题。在现代社会，伦理学是人们生活中不可或缺的人生哲学。

2. 伦理学的基本问题　伦理学的基本问题是道德与利益的关系问题,它包含两方面的内容:第一,经济利益与道德的关系问题,即是经济关系决定道德,还是道德决定经济关系,以及道德对经济关系有无反作用的问题。对这些问题的不同回答,是区分唯物主义伦理学与其他伦理学流派的基础。马克思主义伦理学认为,道德是社会历史的产物,是一定社会经济关系的反映;利益决定道德,道德反作用于利益。第二,个人利益与社会整体利益的关系问题,即是个人利益服从社会整体利益,还是社会整体利益从属于个人利益的问题。对这些问题的不同回答,决定着各种道德体系的价值取向和伦理原则。马克思主义伦理学认为,个人利益应该服从于社会整体利益,而社会整体利益应是无数个人利益的集合体,应代表绝大多数的个人利益。

3. 伦理学的类型　伦理学分为规范伦理学和非规范伦理学两类。

规范伦理学包括一般规范伦理学原理和应用伦理学。规范伦理学是指围绕道德价值,提出并研究道德原则、道德规范及其来源、内容与根据,旨在影响人们的生活和行为的理论。它是构成伦理学的主体,也是传统伦理学的主流。

非规范伦理学包括描述伦理学和元伦理学。描述伦理学是通过对道德现象进行经验性描述和再现的方法以说明道德本质的学说。其目的不在于探讨或制订行为的标准与规范,也不涉及行为的善恶评价。描述伦理学可以是对各种道德史、风俗史的描述,也可以是对某些社会道德状况的描述,旨在向人们呈现历史或现实的道德状况。元伦理学是对道德概念、道德逻辑分析和道德判断进行研究,以探讨伦理学本身的学问。它不直接提出或论证道德原则与规范,但能够帮助人们澄清道德概念的含义及道德思考的逻辑,以做出合理的道德选择。

（三）护理伦理

在护理职业活动中,护理人员总会与患者、医生及其他人员发生各种关系。护理伦理是调节护理人员及因护理工作而形成的各种人员之间、护理人员与社会、护理人员与自然之间关系的行为规范的总和。

护理伦理伴随人类护理活动的始终。护理伦理原则规范是人们在长期的护理实践中总结出来的,是人类在付出健康与生命代价的基础上获得的护理活动的行为准则;同时,护理伦理必须应用到护理实践中才能显示其价值和意义。它一旦被护理人员掌握将会帮助他们选择合乎道德的行为,促进护理人员切实履行保护生命、减轻痛苦、增进健康的职责,从而实现护理的最终目的。

二、道德与职业道德

（一）道德

1. 道德的概念　在中国最早的古籍中,"道"与"德"是分开使用的。"道"的原意为"道路",后引申为事物运动和变化的规则;"德"与"得"相通,指的是人们对"道"的认识、践履而后有所得。"道"与"德"之间存在普遍性和特殊性、共性和个性的关系。"道"是不以人的意志为转移的外在的客观规律,具有普遍性和共性的特点;"德"则是个体对"道"的学习、实践并内化为品行,具有特殊性和个性的特点。春秋战国时期开始,人们将"道""德"二字连用,意指人们在道德生活中形成的道德品质、道德境界及调整人与人关系的道德原则与规范。

在现代社会,道德就是人们在社会生活实践中形成的并由一定的社会经济基础决定的,以善恶为评价标准,依靠社会舆论、传统习俗和内心信念维系,用以调整人与人、人与社会及人与自然关系的心理意识、原则规范和行为活动的总和。

2. 道德的起源及产生条件　尽管在中外伦理思想史上有着各种道德起源的学术观点,如神启论、天赋道德论、自然本性论等,但这些唯心主义或旧唯物主义者们都没有正确说明道德的来源问题。唯有马克思主义伦理学指出了道德产生的主客观条件,从而科学地揭示了道德的起源。

马克思主义认为,道德的产生首先在于人与人之间发生劳动关系后,滋生了对道德的客观需要,如经过人与人合作所获得的劳动产品如何分配才能保证公平合理,这是道德产生的客观条件。其次,道德的产生还需要发生关系的双方能够意识到彼此关系的存在,即道德主体具有自我意识,既能意识到自己与他人的不同,又能意识到自己与他人有劳动合作与利益关系,并且能够意识到自己与他人彼此地位均等、权利平等的问题,这是道德产生的主观条件。主客观相结合,便产生了公平、正义、平等、人道等道德价值与原则。道德产生的主客观条件,都不能离开人类的社会生活实践。

3. 道德的本质　道德是一种特殊的社会意识,归根到底是由经济基础决定的。社会经济关系的性质决定着道德的性质,社会经济关系所表现出来的利益决定着各种道德的基本原则和主要规范,社会经济关系的变化直接导致道德的变化,因而道德是社会经济关系的反映。

当然,道德对社会经济关系的反映是以能动的方式来把握世界,并引导和规范人们的社会实践活动。

4. 道德的特点　道德的本质决定了道德具有自己的特点。

(1) 社会性　道德起源于人类社会并贯穿其发展的全过程。人类社会存在,人与人之间就会发生关系。那么,调整人与人关系、维系社会发展的道德就存在。同时,道德贯穿于每一种社会形态的各个方面。每个社会都是由各种人际关系网络交互作用而形成的。只要有人与人关系的存在,调整他们之间关系的道德就是存在的。

(2) 特殊的规范性　道德与法律都对人的行为具有规范性。所不同的是,道德往往以守则、公约、准则等形式来约束人的行为,这些形式都不具有强制性,也没有制度化,只是依靠个体的自觉、社会舆论的褒贬或内心信念的驱使来达到规范与约束人的行为的目的。因而这种规范比较特殊。

(3) 相对的稳定性　道德随着经济基础的发展而不断变化。新的社会经济基础的产生与变化必然会导致不适合该经济基础的旧的道德规范的消亡,但同时一些适合新的经济基础的已有道德规范会得以保留,或新的道德规范得以滋生。当今社会的道德就是在这种交替变化中逐渐演变而来的。应该看到,有些道德规范渗透到文化传统、风俗习惯而使其世世代代得以保留。虽然文化传统、风俗习惯也会随着时代的变迁而发生改变,但这些改变有时候是微乎其微的,因而道德具有相对的稳定性,特别是伴随一些科学技术应用而表现的道德规范如医学道德,将在很长的时间内保持相对的稳定性。

(4)层次性 每个社会的道德都是在一定的道德原则支配下,由相应的道德规范、道德范畴及表现于社会生活各个层面的道德原则、道德规范、道德范畴等不同的要求而一步步达到规范各类人的行为的目的。这种构架性的道德体系使道德具有层次性的特点。

5. 道德评价的标准及方式 道德评价是客观存在的。人们依据一定的标准对自己或他人的道德行为做出善恶的评价。因而善与恶是道德评价的一般标准。所谓善就是在人与人关系中表现出来的对他人、对社会有价值的行为,所谓恶就是对他人和对社会有害的、产生负价值的行为。可见善行是符合社会道德原则规范的行为,恶行是违背社会道德原则规范的行为。在评价方式上,道德是依靠社会舆论、传统习惯和内心信念三种形式进行的。

6. 道德的结构及功能 道德是由道德意识、道德关系和道德活动所构成的系统。道德意识是人在对一定的社会道德关系、道德活动的认识和理解基础上而形成并影响道德活动的各种具有善恶价值取向的心理过程和观念。道德关系是指人们基于一定的道德意识,遵循特定的社会道德准则,以某种特有的活动方式而发生的社会关系。道德活动是指人们依据一定的道德原则规范而进行的可以用善恶观念进行评价的群体活动和个体行为。三者相互制约,相互联系,进而使道德具有对个体及社会的认识、调节、导向、激励、辩护及沟通功能。

(二)职业道德

1. 职业道德的概念 职业道德是指从事一定职业的人们在职业生活中应该遵守的具有职业特征的道德要求和行为准则。在社会生活中,不同的时代有不同的职业,不同的职业有不同的职业道德,而同一种职业在不同的时代会有不同的道德要求。但无论何种职业道德,都会受到其所处社会主流道德的影响和制约。

2. 职业道德的特点 职业道德具有如下特点。

(1)专属性与局限性 职业道德是以调整某一职业活动中的各种关系为目的的,是对专门从事该职业的人群所提出的道德要求。这一特点导致专属于某一职业领域的职业道德只对该领域人群发生作用,即在适用范围上具有局限性。

(2)时代性与历史继承性 不同时代的人们在职业生活中的地位、作用不同,各种职业利益与社会利益的关系不同,导致职业道德在不同时代有不同的要求,体现了职业道德的时代性。同时,职业道德是以职业特征为主要标识的行为规范,因而职业内容的相似性与继承性、职业精神的一贯性与相袭性及职业宗旨与发展方向的不变性导致职业道德的相对稳定性与历史继承性。

3. 职业道德的内容 职业道德是职业活动的有机组成部分,其内容主要包括职业态度、职业理想 、职业责任、职业技能、职业纪律、职业良心、职业荣誉及职业作风。

在现代社会,职业成为体现人际平等、人格尊严及人生价值的重要舞台。因而爱岗敬业、诚实守信、办事公道、服务群众和奉献社会成为新时代职业道德的基本要求。

第二节　护理伦理概述

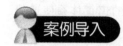

【导学案例 1】　护士长带实习护士给患者做静脉采血化验。护士长讲解静脉穿刺要领后,由实习护士开始采血。第一针未能刺入血管,第二针刺破血管。稍事镇定后,实习护士准备穿刺第三针。此时,护士长制止了实习护士并亲自为患者穿刺,结果一次成功了。同时护士长向患者道歉:"让您受苦了!"患者表示理解,而实习护士不悦。请思考:

(1)你认为实习护士做得对吗?为什么?

(2)假如你是实习护士,你能接受护士长的做法吗?应如何评价护士长的做法?

【导学案例 2】　护士张某为患有脑卒中的患者甲做家庭护理。在一次护理中,因患者说话不清楚,张某低声自言自语:"连话都说不清楚,还拖累人,早死算了。"患者甲听到此话后,十分生气。请思考:

(1)你认为张护士有无过错?为什么?

(2)只要掌握护理技术就能做个好护理人员,你是怎样看待此观点的?

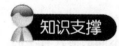

一、护理伦理的概念及研究内容

1. 护理伦理的概念　护理伦理是普通伦理原则规范在护理实践中的具体应用,是调整护理活动中人与人、人与社会及人与自然之间关系的行为规范的总和。

一切护理活动的目标是在不损害社会利益的前提下追求患者利益的最大化。这一要求导致护理伦理与护理技术具有内在统一性。护理伦理不是附加在护理工作之外的,而是每一位护理人员在为每一位患者提供服务时或与其他同事发生工作关系时所必须遵守的行为准则。因而,每位护理人员的每次护理活动都包含了伦理因素。如果护理人员能够意识到本职工作的伦理性特点,并愿意选择合乎伦理的护理行为,将从本质上提升护理质量、提高护理水平。

2. 护理伦理的构成　护理伦理是由护理职业态度、护理职业理想、护理职业责任、护理职业技能、护理职业纪律、护理职业良心、护理职业荣誉和护理职业作风等八个要素构成的。

护理职业态度指的是劳动态度,即护理人员为患者提供服务时所表现出来的心理准备状态和行为倾向。认真负责地为患者提供服务还是消极应付护理工作，是区分护理人员是否具有良好职业态度的重要指标。

护理职业理想是指护理人员依据个人条件和社会要求所确立的职业奋斗目标，包括奋斗的职业方向、理想的职业境界及成就。护理职业理想是护理人员个人理想与社会理想相结合的产物。有无护理职业理想，会严重影响到护理人员的护理活动。

护理职业责任是护理人员在护理活动中所负有的特定职责，包括护理人员应该做的工作和应承担的义务。救死扶伤、防病治病是护理人员的天职。

护理职业技能是护理人员完成护理活动所需要的技术和能力。护理活动离不开良好的护理技能。掌握必需的护理技能既是完成工作的需要，也是职业道德的需要。

护理职业纪律是指护理人员在执业中应该遵循的行为准则。只有遵守职业纪律，职业目标才能得以实现。严格掌握护理操作规程、遵循护理伦理规范，正是护理职业纪律的要求。

护理职业良心是指护理人员对护理职业责任的自觉意识，职业良心的本质是自律。不管有无外界监督，职业良心都会敦促护理人员遵从护理伦理规范与技术规范，不做恶意损害患者利益的事情。

护理职业荣誉是指护理人员在履行自己的职业责任与义务后所获得的社会或他人的肯定与赞誉，并在此基础上自己内心产生的自我满足感与荣耀感。护理职业荣誉是护理人员自我尊重的表现。

护理职业作风是指护理人员在护理活动中所表现出来的一惯态度。良好的护理职业作风具有感染和潜移默化的作用，敏捷、细致、精心、耐心的护理职业作风会直接导致良好的护理工作氛围，对积极向上的社会风气具有正能量。

3. 护理伦理的研究内容 护理伦理的研究内容主要包括三个方面。

（1）护理伦理基本理论 包括：护理道德的发生、发展及其规律，阐明护理道德的本质与社会作用；支撑护理伦理体系的基本理论，包括生命论、人道论、美德论、道义论和功利论。

（2）护理伦理原则、规范和范畴 主要探讨护理人员在护理活动中应该遵循的护理伦理原则，阐明护理人员在处理与患者、社会及其他同事之间关系时应遵循的行为准则，提出护理活动中特殊的道德范畴所蕴含的内在意义，帮助护理人员更好地确立护理伦理观念。

（3）护理伦理修养、教育和评价 主要研究护理伦理修养的目标，提出护理伦理教育与评价在护理人员修养过程中的意义、标准及方法。

二、护理伦理的特点

1. 实践性 护理伦理源于护理实践，其发生发展都离不开护理实践；同时，护理伦理又能指导护理实践，离开护理伦理指导的护理实践是盲目的甚至是可怕的活动。因而护理伦理不能脱离护理技术,它是伴随护理活动始终并与护理技术的实施同步的一种指导护理行为的伦理观念。

2. 传承性 在人类同疾病作斗争的过程中,人们积累了许多护理伦理经验,逐渐上升为护理伦理知识,提炼出护理伦理原则规范。其中核心的原则规范在任何时代都具有适用性。如:《希波克拉底誓言》中,无论至于何处,遇男或女,贵人及奴婢,我之唯一目的,遵守为患者谋利益之信条;孙思邈《大医精诚》篇中"不问贵贱贫富,长幼妍媸,怨亲善友,华夷愚智,普同一等,皆如至亲之想"的伦理思想直至今日仍然具有重要意义,是一切社会一切时代珍贵的文化遗产。

3. 普世性 没有阶级性的护理科学,导致护理技术的普遍适用性。因而决定了护理伦理的主要基本理论、基本原则及规范超越了地域、民族、文化等界限,在护理活动范围内具有一定的同一性。追求健康是人类一致的利益诉求,护理活动作为维护健康、保护生命、减轻痛苦的重要手段,要求所有护士具有敬畏生命、恪守人道、有利并不伤害患者、平等公正地提供服务等价值观念。

三、护理伦理的研究对象

护理伦理的研究对象是护理实践中的道德问题,而护理道德则是要调整护理实践中人与人、人与社会及人与自然之间关系的心理意识、原则规范和行为活动的总和。因而护理伦理的直接研究对象主要包括如下几个方面。

1. 护理人员与患者的关系 在护理实践中,护患之间存在技术关系与非技术关系。由于这些关系的复杂性,需要护理人员首先应意识到这些关系的存在;其次应知晓护患关系处理的道德准则;第三是具有处理这些关系的道德能力;第四是妥善亦即合乎道德地处理好这些关系。护患之间的关系主要表现为:护患双方是什么关系,彼此的道德权利与道德义务有哪些,如何合理地处理这些关系等。

2. 护理人员与同事的关系 护理人员与同事之间的关系包括护理人员之间、护理人员与医生、护理人员与医技科室人员、护理人员与行政人员及后勤人员的关系。如何看待彼此的分工协作?如何合乎道德地处理好彼此的工作关系?依然是护理伦理的重要议题。

3. 护理人员与护理科学的关系 护理人员与护理科学的关系主要表现为护理科研道德及高新科技在护理实践应用中的道德问题。

4. 护理人员与社会的关系 护理人员与社会的关系主要表现为预防医学、康复护理及在处理与社会密切相关问题的护理实践中的道德问题。

以上四种关系是护理活动中所表现出来的一种护理伦理现象。护理伦理现象的深层内涵不仅包括因护理结成的各种伦理关系,还包括指导处理这些关系的护理伦理意识与观念以及最后选择采取的护理伦理行为活动。因而也可以说,护理伦理的研究对象是护理伦理现象,包括护理伦理关系、护理伦理意识及护理伦理活动。

第三节 护理伦理与法规概述

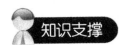

案例导入

【导学案例1】 护士苏某和实习护士许某为同一病房但不同血型的刘某与张某同时输血。苏某在核对患者的姓名、床号、血型后,正待输血,突然听到有人喊她接电话,便放下工作,吩咐许某继续输血。接完电话,苏某发现许某已为二位患者输上血,遂与许某一同离开病房。

半小时后,张某感到全身发冷、寒战不止、烦躁不安,家属呼叫医生。医生认为是输血反应,撤掉输血设施。不久,刘某也开始畏寒、血压下降,全身出现荨麻疹症状,医生即刻停止输血。经检查发现,许某将两位患者血袋搞错。最后,张某因病情恶化,抢救无效死亡。请思考:

(1)苏某是否应该去接电话?为什么?

(2)张某的死与苏某有无直接关系?苏某要承担法律责任吗?

【导学案例2】 某医院为推行微笑服务,要求护理人员为患者服务时露8颗牙,笑容保持5s以上。一日,一患者问护士:"我的病怎么老不见好?"护士笑着说:"问问医生吧。"患者不悦,"我病得这么难受,你还笑?有什么好笑的!"护士一脸茫然,"我笑脸相对,哪里错了?"请思考:

(1)护士有错吗?若有,错在哪里?

(2)医院有错吗?应如何理解微笑服务?

知识支撑

一、学习护理伦理与法规的目的与意义

1. 有利于提高护理人员的伦理意识和法制观念 护理人员的职责是"保护生命,减轻痛苦,恢复健康"。当护理人员采取护理行为时,至少要考虑三方面的问题:第一,自己的护理技术水平能否满足该次护理要求;第二,能够进行的护理活动是否是最应该选择的行为;第三,自己的护理行为是否符合法律规定。可见,任何护理行为的决策及其发生都会受到护理技术、护理伦理及法律规范等因素的影响和制约。

为提高适应社会、适应工作需要的专业素质,护理人员必须学习护理伦理原则及法律规范,树立正确的护理伦理与法制观念,增强护理行为的决策能力。

2. 有利于提高护理质量和医院的管理水平 护理技术、护理伦理与法制观念对护理质量的影响是同等重要的。学习护理伦理与法规,可以帮助护理人员理解患者、社会及自身根本利益的一致性,培养高度的护理伦理责任感。护理伦理与法规的作用是确保患者、社会利益不受损害,因而当护理人员做出合乎伦理与法规的

护理行为选择时,护理质量以至于医院管理水平的提高都能得到有效保障。

3. 有利于护理人员学会安全执业 护理工作带有一定的风险性。这一风险既包括经常面临被患者疾病感染的危险,也包括护理工作不被患者理解或认可而被其进行司法起诉的风险。因而,安全执业成为所有护理人员的共同愿望。要使自己的护理工作在安全的条件下进行,护理人员就必须学习护理伦理要求与法律规范。

学习护理伦理要求与法律规范,可以帮助护理人员深入理解这些要求与规范对护理工作的实际意义,自觉地利用它们约束自己的行为,以使护理活动更加合乎伦理要求与法律规范,这不仅能使护理行为免遭违规厄运、减少处罚机会,而且还可将自己的护理活动置于法律保护之下。

随着人们法制观念的日益增强,医疗护理中碰到的纠纷与法律问题越来越多。护理人员在工作中难免遇到各类事件,因而学习并遵守护理伦理与法规,是护理人员安全执业的重要保证。当然,安全执业并不是护理工作的目的。只有在遵循护理伦理与法规的前提下,才能保证安全执业。但决不意味着护理人员可以为保护自己而违背护理伦理原则与法律规范。

二、护理伦理与法规的教学内容

本教材的内容主要包括十章。前九章主要介绍护理伦理相关问题,包括:绪论、护理伦理的理论基础及规范、护理人际关系伦理、临床护理伦理、生命护理伦理、医学高新技术应用中的护理伦理、护理科研与护理管理伦理、护理伦理决策的应用程序及护理伦理教育、修养和评价等内容。其重点是护理行为中伦理观念的确立及在此观念指导下如何进行护理行为实践。第十章主要介绍护理法规知识,包括:护士条例及与护理临床工作相关的法规等内容。其重点在于与护理行为相关的医学法制观念的建立及其在此观念指导下的护理行为实践。

三、护理伦理与卫生法规的关系

护理伦理与卫生法规都是以调整护理实践中人们相互关系为目的的行为规范。二者相互渗透、彼此包涵,即卫生法规包涵有护理伦理的内涵,护理伦理又包涵卫生法规的要求,同时,二者相互作用,彼此补充,即护理伦理为卫生法规的先导,卫生法规是护理伦理的依靠。一般情况下,护理伦理观念的普及与宣传是为了更好地贯彻和执行卫生法规,卫生法规的制定则是为了更好地促使人们选择合乎护理伦理的行为。

护理伦理与卫生法规的区别在于:第一,研究对象不同。护理伦理是以护理实践中的职业伦理为主要研究对象,卫生法规则是以卫生领域中的法律规范为主要研究对象。第二,适用范围不同。护理伦理主要适用于所有社会护理职业的所有方面,卫生法规则主要适用于违法者,而且只存在于阶级社会。第三,作用形式不同。护理伦理主要是靠社会舆论、内心信念和传统习惯来维持的。多数情况下,护理伦理通过护理人员对某种伦理观念的接受,转化为其个人的内在需求而在护理实践中自觉遵守;卫生法规则主要依靠强制手段加以贯彻。只要有违法护理行为,它就要以不同的处罚方式强行制止一切损害人们健康的行为。

总之,卫生法规是培养和传播护理伦理的有力武器,护理伦理则是维护和实施卫生法规的有效基础。

四、学习护理伦理与法规的方法

1. 注重学习护理伦理与法规理论知识 护理伦理与法规是人类在长期的护理实践中,在积累丰富经验的基础上高度概括而形成的理论知识,也是人类在付出沉重的健康与生命代价之后获得的宝贵财富。学习本课程要注意汲取和把握这些理论成果,加强护理职业道德修养,提高遵守卫生法规的自觉性。

2. 注重理论联系实际 护理伦理与法规是一门应用理论学科,具有很强的实践性。因而,学习护理伦理与法规必须坚持从实际出发,运用护理伦理与法规理论解决护理实践问题。要求:从护理实践需要出发理解教学内容;将自己置身护理实践的伦理与法律情境中,体验在选择护理行为时所面临的伦理与法律纠结;增强对护理实践中伦理与法律问题的敏感性;提高护理伦理与法规的决策能力。

3. 注重学以致用 开设护理伦理与法规课程的目的在于培养护理人员正确的护理伦理与卫生法制观念,形成其良好的护理伦理品质,提高法律素养。因而,要求学习者通过主观努力和亲身实践,在学中做,在做中学,学以致用。把知与行结合起来,把学习和践履结合起来,真正提高自身的护理伦理与法律能力,做一个合格的护理人员。

(高玉萍)

能力检测

一、名词解释

1. 道德
2. 伦理
3. 职业道德
4. 护理伦理
5. 道德意识
6. 道德关系
7. 道德活动
8. 护理职业态度
9. 护理职业理想
10. 护理职业责任
11. 护理职业技能
12. 护理职业纪律

NOTE

13. 护理职业良心

14. 护理职业荣誉

二、填空题

1. 伦理学是研究_____的学问,它以道德的发生、发展及其规律为研究对象,揭示道德的起源、本质、结构、功能及运行机制。

2. 伦理学的基本问题是_____和_____的关系问题。

3. 道德就是人们在_____形成的并由一定的_____决定的,以_____为评价标准,依靠_____、_____和_____维系,用以调整人与人、人与社会及人与自然关系的心理意识、原则规范和行为活动的总和。

4. 护理伦理的构成成分包括_____、_____、_____、_____、_____、_____、_____、_____。

三、选择题

1. 职业道德的适用范围不是(　　)。

A. 普遍的　　　　B. 有限的　　　　C. 一定的　　　　D. 特殊的

2. 护理伦理的特点不包括(　　)。

A. 实践性　　　　B. 传承性　　　　C. 普世性　　　　D. 科学性

3. 护理伦理的研究对象不包括(　　)。

A. 护理人员和患者的关系　　　　B. 护理人员和护理学的关系

C. 护理人员和社会的关系　　　　D. 护理人员和同事的关系

4. 公元前 4 世纪,古希腊哲学家(　　)对古雅典城邦社会的道德生活进行了系统的思考和研究,后由其弟子将其言论整理而成的(　　)是西方最早的伦理学专著,标志着伦理学的产生。

A. 亚里士多德　誓词　　　　　　B. 亚里士多德　尼各马可伦理学

C. 希波克拉底　尼各马可伦理学　D. 康德　尼各马可伦理学

四、简答题

1. 简述道德产生的条件。

2. 简述道德与伦理的关系。

3. 简述职业道德的特点。

4. 简述护理伦理与卫生法规的关系。

5. 简述学习护理伦理与法规的主要意义。

第二章　护理伦理的理论基础及规范

学习目标

1．知识目标

（1）说出护理伦理的基本理论、基本原则、基本规范和基本范畴。

（2）解释护理伦理的基本理论和具体原则。

2．能力目标

（1）能把护理伦理基本理论和规范转化为高尚的道德品质和道德行为。

（2）能运用护理伦理理论、原则分析和解决护理工作中的伦理问题。

3．素质目标

（1）具有正确的护理价值观和良好的职业道德修养。

（2）具有高度的责任感和为护理事业献身的精神。

第一节　护理伦理的基本理论

案例导入

【导学案例1】　小夏，女，6岁，因患肾小球肾炎继发肾功能衰竭住院3年，一直给予血液透析治疗维持生命，以等待肾移植手术。由于一直没有合适的肾脏供者，经医生与小夏父母共同商讨，决定给她进行亲属活体肾移植手术。医院对小夏的亲属进行了相关检查，结果显示：母亲组织类型不相符合，弟弟的年龄太小不适宜手术，只有她的父亲组织类型符合。主治医生将检查结果告诉了小夏的父亲，与他商讨作为供者一事，但父亲经过一番思考后决定不捐献自己的肾脏，并恳请医生告诉他的家人他不适合做供者，因为他害怕家人指责他对子女没有感情。主治医生虽然不太满意小夏父亲的做法，但为了维护他家庭的和谐还是遵照了他的意愿。

请思考：

（1）从道义论的角度，父亲应该捐献出自己的肾脏吗？

（2）医生应该积极为小夏进行肾移植手术吗？请分别从生命论、功利论的角度进行伦理分析。

(3) 上述案例中医生的"说谎"行为符合伦理要求吗?为什么?

【导学案例2】 产妇张某,39岁,孕4产1,因过去有习惯性流产,第4次妊娠保胎至31周早产,新生儿体重1.850 kg,而且出生后呼吸暂停,最长一次达20 min。B超检查发现新生儿有颅内出血,后又发现患吸入性肺炎、硬皮肿。医生向产妇及家属交代新生儿病情危重,即使抢救能够存活,未来可能影响智力。但是,产妇和家属商定:即使孩子长大痴呆也要不惜一切代价抢救。请思考:

(1) 产妇和家属的决定是否理性?

(2) 试用护理伦理学的基本理论进行分析。

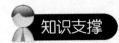 知识支撑

护理学是维护人类生命和健康的科学,随着现代医学科学和护理学的发展,护理学正面临前所未有的伦理困境。这就要求护理人员必须在一系列护理伦理理论和规范的指导下,做出正确的行为和决策,走出纷繁复杂的伦理困境,从而构建和谐的护患关系。

护理伦理学作为伦理学的一个分支,在吸收中西方优秀的哲学思想文化基础上,逐渐形成了自己的一系列基础理论,主要包括生命论、人道论、美德论、道义论、功利论等。这些理论既是对护理伦理问题认识深化的成果,也是更好地解决护理伦理难题的依据。

一、生命论

医学护理活动与人的生命息息相关,因此生命论就成为护理伦理学的重要组成部分。生命论是围绕着如何认识和看待人的生命而形成的理论。随着医学和整个社会的发展,人们对生命的认识在不断丰富与深化。生命论也形成了生命神圣论、生命质量论及生命价值论三种观点。

(一) 生命神圣论

1. 生命神圣论的含义 生命神圣论是指人的生命是至高无上、神圣不可侵犯的一种生命伦理观。它强调生命权是人最基本的权利,无论在何种情况下都要尊重和保护人的生命,不允许有任何侵犯。

2. 生命神圣论的产生 生命神圣论萌发于人类最初的生活观察和感受。在人类社会早期,生产力水平低下,人类抵御自然灾害和自身疾病的能力极其有限,面对着短暂而有限的人生,人们自然会形成"人的生命极为宝贵,应该珍重人的生命"的医学道德观念。如《黄帝内经》说:"天覆地载,万物悉备,莫贵于人。"唐代名医孙思邈说:"人命之重,有贵千金。"随着社会的进步和医学科学的发展,人们保护生命的能力也在不断地加强,由此人们对生命的认识开始成为一种成熟的,以珍惜生命、救助生命为核心内容的系统理论。

3. 生命神圣论的伦理意义 生命神圣论在人类思想发展史中具有重要的意义,它使人们更加珍视和尊重生命,有效推动了医学和护理学的发展。

（1）生命神圣论在人类思想发展史中具有重要的意义，它唤起了人们对生命的珍惜和重视，有利于人类的生存与发展，同时也推动了医学和护理学的发展。

（2）保证了医学发展的人道主义方向。生命神圣论要求人们珍惜生命、尊重生命，这正是医学人道主义所倡导的。由此可见，生命神圣论的思想推动了医学人道主义的形成与发展，并保证了医学人道主义的方向，在现代医学及护理伦理体系中占有重要的地位。

4. 生命神圣论的局限性 不可否认，生命神圣论在护理伦理中的作用是非常重要的。但随着医学科学和社会的发展，人类对生命的认识也在发生变化，特别是生命质量论与生命价值论的出现，使得在医学和护理实践中，生命神圣论的局限性更进一步表现出来。

（1）片面强调人的生命数量和生物学生命，忽视了人的生命质量和社会学生命，容易导致绝对化。生命神圣论把人的生命完全等同于人的生物学意义上的生命，认为无论在何种情况下，保存生命、延长生命都是医护人员的天职。无论何种原因放弃或中止治疗都要绝对反对和禁止。这就容易造成许多生命质量已经很低的患者被机械地延续着生命，在某种程度上加剧了患者的痛苦，也与医学人道主义产生了矛盾。

（2）妨碍了一些医学新技术的开展。如医学上的避孕、流产、生命研究以及器官移植等新技术与生命神圣论的观念就会发生直接的冲突。

（3）不利于医疗卫生资源的合理分配。按照生命神圣论的观点，对于已经失去生命质量和价值的生命，必须无条件投入大量的医疗资源去延续和保护，这给社会和家庭造成了双重负担。在今天某些医疗资源仍然稀缺的情况下，生命神圣论在一定程度上会造成医疗资源的浪费和不合理分配。

（二）生命质量论

生命质量论是现代医学和社会发展的必然产物。生命质量论的出现，从理论上有效弥补了生命神圣论的部分缺陷。生命质量论成为现代护理伦理学的理论基础。

1. 生命质量论的含义 生命质量是指生命包括体能和智能在内的自然质量状况，人们通常使用"健康程度、治愈希望、预期寿命、智力状况"等来体现。生命质量论是以人的生命的自然质量的高低优劣为判断和评价标准，来衡量生命存在价值的一种生命伦理观。

2. 生命质量论的产生 生命质量论的产生有其必然的社会条件。首先是随着现代医学科学的发展和进步，人们可以通过有效的手段来干预和控制生命的过程，如器官移植技术、生育控制技术等；其次是人类对自身生命及社会发展的认识进一步深化的结果，尤其是在日益突出的人口问题面前，人们开始思考如果不控制人口的数量，提高人口的质量，那么人类的存在和发展同样将受到威胁。表现在医学上，人们不再只是单纯片面地追求生命的数量，而是思考如何更合理地提高生命的质量。

3. 生命质量论的伦理意义 生命质量论的形成意味着人类生命观更加成熟、更加理性，也成为现代医学伦理学的核心观点，并为改善人类生命和提高生命质量提供理论依据。

(1)生命质量论使医学生命观更加深刻与合理 它是人类对自身生命和社会发展认识的一个飞跃,使人们意识到追求生命质量是人类理性的选择。

(2)生命质量论为制定人口、环境等政策提供了重要的理论依据 它使人们认识到生命质量、人口素质与国家和民族的兴衰息息相关,因此为制定人口、环境、生态等政策提供了重要的理论依据。

(3)生命质量论的形成与发展为医疗、护理决策提供了伦理依据 在医疗护理活动中,医护人员可以根据生命质量的高低来决定是否延长和维护个体生命,这标志着生命论更加理性和成熟。

(4)促使医护人员为追求高质量的服务而不懈努力 生命质量论使得医护人员认识到不仅要解除患者的病痛,维护和延长患者的生命,而且要努力提高患者的生命质量,因此为医护人员提高其服务水平起到了一定的推动作用。

4. 生命质量论的局限性 生命质量论以人的生命的自然质量来衡量生命存在的价值,这决定了其应用的局限性。一般意义上,生命质量与存在价值是一致的。但现实生活中也有特殊的情况,如有的人生命质量很高,而其存在价值很小,也有的人生命质量很低,却有很高的存在价值,因此要正确地评价一个生命现象,必须把生命质量论和生命价值论统一起来。

(三)生命价值论

1. 生命价值论的含义 生命价值论是主要以人的生命的社会学价值来衡量生命价值的一种伦理观。一个人生命价值的大小主要由两个因素决定:一是生命本身的质量,即生命的生物学价值;二是生命对他人和社会的作用,即生命的社会学价值。生命价值论更强调根据生命的社会学价值来衡量生命的意义。爱因斯坦说过:一个人的价值应当看他贡献什么,而不应看他取得什么。这种社会价值又包括两个方面:一是生命的内在价值,即生命所具有的潜在的创造能力或劳动能力;二是生命的外在价值,即把内在价值发挥出来,为社会创造物质财富和精神财富。

但由于社会、历史、文化的差异,人们对生命价值评价的观点、态度和标准也不尽相同,所以在评价个人生命价值时,尤其是决定生命取舍时,必须采取客观、全面、慎重的态度。

2.生命价值论的伦理意义 生命价值论的问世和运用具有重大的理论和实践意义,它与生命质量论互为补充,成为生命伦理学的理论基础。

(1)有利于正确全面认识人的生命存在价值 生命价值论克服了生命质量论单纯以人的自然素质作为生命意义的评价标准,而把生命的生物学价值和社会学价值统一起来,并以此来评价生命存在的价值。所以,生命价值论的提出,为正确全面认识人的生命存在意义提供了理论依据。

(2)引导医护人员做出科学的医疗决策 生命价值论的提出,可以使医护人员在临床护理实践中,对那些濒临死亡的患者做出科学的生命价值判断,尽量挽救有价值的生命,可以放弃或减少对无价值生命的付出,同时减少家庭和社会的负担,以保证人类更好地生存与发展。

（3）为我国人口政策提供了伦理依据，有利于医学发展和社会进步　生命价值论的提出，使医学道德目标从关注人的生物学价值进一步扩展到关注人的社会学价值，为计划生育、优生优育的基本国策提供了理论依据，也为处理大量临床护理工作难题，如缺陷新生儿的处置、不可逆转疾病的无效治疗及安乐死的应用等，提供了新的依据，从而有利于现代医学的发展和社会的文明进步。

（四）坚持生命神圣论、生命质量论、生命价值论的统一

生命神圣论、生命质量论和生命价值论这三种生命观并非相互对立，也不能相互取代，而是有机统一的。生命之所以神圣就在于生命是有质量、有价值的，具有一定质量与价值的生命才是生命神圣的根本内容。三种生命观的综合运用，能够为我们解决当代医学的伦理难题提供合理的理论依据。

二、人道论

（一）人道论的含义

人道论又称人道主义，主要是指一种以人为本，充分尊重人的价值和人的权利，并以人的本性作为考察尺度的哲学观念和伦理理论。医学人道主义指的是在医学护理活动中，特别是在医、护、患之间的关系上，医护人员以患者为本，同情和关心患者，尊重患者的人格和权利，维护患者利益和幸福的伦理思想及理论。

医学人道主义从古代发展到现代，其基础也发生了根本改变。古代的医学人道主义受到传统的宗教神学思想的影响，医护人员对患者的同情、关心和照顾被看作是行善积德。现代医学人道主义摆脱了传统宗教神学思想的影响，建立在道义论、生命价值论的基础上，医护人员关怀患者是自身的职业伦理规范要求。因此，医学人道主义不仅成为医学伦理学的一个基本原则，而且成为一种具有法律效应的医学规则，在许多国际性和地域性的医学法规中都得到了充分体现，同时也有效保障了患者权利和弱势人群的合法权益。

（二）人道主义的产生

人道主义的历史悠久，在不同的文化传统与地域中各有不同的思想传承、文化历史渊源，因此在具体内涵的表达上又各有差异。比较典型的有古代中国的人道主义传统以及西方的人道主义传统。

古代中国的人道主义传统是中国古典文化中儒家、道家、佛家三种主流文化深层融合的产物。其中，儒家思想为古代中国的人道主义传统奠定了基础。"仁者爱人"的思想深入人心，"医乃仁术"的思想成为中国传统护理伦理思想的核心内容；西方的人道主义传统继承了古希腊罗马文化传统的精华，冲破了中世纪教会统治下以神为中心的思想束缚，主张"人是万物的尺度"，人是自然的一部分并支配自然，认为追求快乐是人的天然权利，从而赞美人的尊严、尊重人的价值。18世纪法国启蒙思想家把人道主义的价值观进一步系统化和理论化，从世界观和方法论进一步提出人的"自由""平等""博爱""天赋人权"等思想。此时的人道主义是资产阶级革命的先声，促进了人的觉醒以及对自身价值的反思，对于西方现代文明的兴起

产生了至关重要的作用,影响到文化生活的方方面面,尤其对于现代医学和护理伦理的发展,都具有重大的影响。

(三)人道论的伦理意义

1. 体现了医学的道德价值 医乃仁术。对人类生命的尊重、关心和救助的人道精神,促使医疗护理职业的出现和医学科学的诞生,同时也促进医学科学和护理学的发展。医学的这种道德价值是由人的基本需求和医学目的两个基本因素决定的。首先,求生是人类最基本的需求,而医学人道主义有助于人们求生需要的满足;其次,防病治病、救死扶伤是医学和护理学的首要目的。这些都决定了医护人员在对待伤病患者时,必须坚持人道主义。

2. 规定了医护人员的基本道德要求 治病救人是医护人员的天职。医护人员最基本的道德要求就是首先做到医学人道主义,其次才谈得上其他更高层次的道德要求。

3. 是人类维护生命的共同道德要求 医学人道主义是人类在几千年医疗护理实践中形成的珍贵的医德瑰宝,也是医学满足人类维护生命的共同道德要求。医学人道主义发展到今天,具有广泛的国际基础,人道主义原则已经成为国际医界普遍遵守的职业公德。

三、美德论

(一)美德论的含义

美德论又称德性论或品德论,美德指的是个人的道德品格或品行,是内在的思想、品德与外在的语言、行为、选择的和谐统一。美德论的基本观点是以品德、美德和人为中心,关注人应该具有何种品德或德性以及如何才能成为具有这种德性或美德的人的伦理理论。

(二)美德论的产生

美德论的历史源远流长,不同时代、不同国家和民族都有着许多传统美德。古希腊哲学家柏拉图最早提出"美德即知识"的观点,亚里士多德则构建了较为完整的美德论体系。他认为良好的道德品质是通过良好的道德行为产生的,"美德是智慧追求的果实"。中国儒家提出的具体美德有"温、良、恭、俭、让"。此后现代伦理学家在传统美德的理论基础上,构建了美德论的伦理体系,并且将完美的道德品质描述为诚实、有同情心、关爱、照顾、有责任心、诚信、严谨等。

(三)美德论的伦理学意义

美德论在中西方传统的伦理思想中一直占据重要的地位。在护理实践中,它要求护理人员具备仁慈、真诚、严谨、公正的品德,通过树立高尚的道德理想,提升自己的道德品质,使自己获得优秀的医学品德,从而更好地为患者服务。时至今日,护理美德论依然为广大护理人员提供了医德修养的目标和方向,仍然是受到普遍关注的问题。

（四）美德论的局限性

尽管美德论是传统伦理思想的主流,但仍然有其局限性。在医疗护理实践中,当面临一个特殊复杂的道德事件时,如在器官移植中,究竟该以何种标准分配极其稀缺的器官资源,可能缺乏一个有力可行的规则来为医护行为做指导。这是美德论自身难以解决的一个问题,需要其他的伦理学理论共同参与解决。

四、道义论

（一）道义论的含义

道义论也称义务论,是关于责任和应当的理论,它以道德义务和责任为中心,探讨人应该做什么,不应该做什么,即人应该遵守怎样的道德规范,才能确保自己的行为是符合道义的,也就是正确的行为。它是医学伦理学和护理伦理学的重要组成部分和理论基础。护理道义论就是以医德义务和责任为中心,研究医疗护理人员行为之应该与不应该的理论。

（二）道义论的基本内容

道义论主张在判断人的行为道德与否时,不是看行为的结果,而是看行为本身或行为的动机是否正确。凡行为本身或行为动机是正确的,不论结果如何都是道德的。在医疗护理实践的很多情境下,道义论都可以为医护人员提供行为指导。比如,在一些医学研究的实验项目中,如果医学研究者没有提前告知患者,那么患者可能在不知情的情况下就成了研究对象。但是,从道义论的角度来说,这种行为是绝对错误的,是不能做的。研究者并不能以"医学研究很重要,所以向患者隐瞒或撒谎都是正当的"这样的理由来为自己的行为辩护。根据道义论,研究者作为医学从业者,就必须绝对遵守医德义务所规定的内容,在任何情况下都必须对患者履行告知的义务,尊重患者的知情同意权。如果违背了这个基本义务,就剥夺了患者的基本权利,破坏了医学伦理的底线。

（三）道义论的伦理意义

道义论突出强调了道德的崇高性、绝对性和纯洁性,表现出对道德更为有力和纯正的弘扬。在现代医学护理实践活动中,它的坚持和完善有利于护理人员提高自己的道德认识,培养护理道德良心和明确护理道德责任,促使其为保障人类健康和医学科学发展做出贡献。

（四）道义论的局限性

1. 割裂了动机和效果的统一,不利于道德更好地发展　道义论片面强调行为的动机,而忽视行为的后果,割裂了动机和效果的统一。所以往往会导致为了道德而道德,发生抱残守缺、死板教条的局面,从而使道德成为枯燥、空洞的东西。

2. 难以解决道德义务间的冲突　道义论虽然在传统的护理伦理学中发挥了极其重要的作用,但是随着医学护理学的快速发展和医学模式的转变,医学界也面临一系列的道德难题和时代性的医德困境,单靠一种道义论作为理论基础和分析方法是有局限性的。当我们所遵循的道德规范、医德义务之间发生矛盾和冲突时，道义论所持的绝对化立场就很难独立解决医学伦理困境,需要其他伦理学理论的补充。

3. 忽略了患者在接受护理服务过程中的义务和责任 道义论强调医护人员对患者医德义务的绝对性和无条件性,却没有明确患者的义务。任何人都是权利和义务的统一体,患者在享有权利的同时,也应当履行自己的义务。

五、功利论

(一)功利论的含义

功利论又称功利主义,是以道德行为后果作为确定道德规范依据的伦理学理论。功利主义是西方伦理学中一种以功效或利益作为道德标准的学说,是根据行为是否以相关者的最大利益为直接目的而确定道德规范的伦理思想。美国哲学家弗兰克纳指出:做一件事情寻求的,就是善(或利)超过恶(或害)的可能最大差额。

(二)功利论的基本内容

功利论一般有两种主要类型,即行为功利主义和准则功利主义。前者的主要观点是人的行为应该是理性的和自主的,只要行为的结果可以产生最大的效益,能够带来好的结果,那么行为本身就是道德的;后者则把功利主义的效用原则和人们行为的道德准则结合起来,在坚持效用原则的同时,强调道德准则对指导人们行为的重要性。准则功利主义者把能对大多数人产生最大的利益和幸福作为他们所提倡的一般道德规则的根据。

(三)功利论的伦理意义

功利论的产生避免了道义论只强调动机而忽视效果的道德评价方式所带来的一些现实问题,为护理伦理学的发展提供了新的动力和积极的影响。它要求人们在关注个人利益的同时关注社会大多数人的利益,包括护理人员个人正当利益和医院利益,增强了人们的社会责任感;功利主义原则使人们开始对自己的行为权衡利弊,在权衡其所带来的利益的同时,也对于可能会带来的损害进行思量,有助于人们把握行为的正确方向,改善行为的方式,从而有利于人们道德自律性的培养,有利于将有限的卫生资源按照符合社会整体利益的方向进行分配,从而避免浪费。

事实上,现代生命伦理学理论的建立和成熟,功利主义伦理学理论扮演了重要的角色。在诸如生命质量的确定、生命价值的判断、医疗卫生政策的宏观决策等方面,功利论理论都为我们提供了一种新的视角和新的选择。

(四)功利论的局限性

不可否认,功利主义的产生与发展有其重要的伦理意义,但仍然存在一定的局限性。一是功利主义侧重以效果来评价人们的行为,割裂了道德行为中动机与结果的辩证统一,容易出现道德评价的片面性;二是由于行为的后果和效用本身难以定量和计算,也难以预测,因此在实践中存在一定的理论难题;三是功利主义也容易导致社会不公正的后果。如果人们选择一个认为能导致"最大多数人最大幸福"

的行为,那么对没有从这种行为中得益的处于弱势地位的少数人相对而言就会导致不公正。

第二节 护理伦理规范

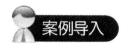 案例导入

【导学案例 1】 产妇张某,因分娩在某医院进行剖宫产手术。器械护士李某为图省事,在该手术关闭体腔前及术后未对手术器械进行认真清点,致使一把16 cm长的弯血管钳遗忘在患者腹腔内。在忍受两个多月的剧烈疼痛后,张某因弯血管钳刺破小肠,大量肠内容物溶入腹腔,引起弥漫性腹膜炎,经抢救无效死亡。请思考:

(1) 你认为此案例中护士应承担什么责任? 为什么?

(2) 在护理实践中,护士应遵循哪些行为准则?

【导学案例 2】 王某,女,未婚,因阴道出血过多而住院,医生询问病史,患者告知出血是月经量过多,而且去年发生过几次。正在该科实习的护士李某和她关系密切,一次闲聊中谈及病情,王某说:"你能为我绝对保密吗?"在李某保证为她保密的前提下,她说因未婚先孕,自己服了流产药物后造成出血不止。请思考:

(1) 实习护士李某应该怎么做? 依据是什么?

(2) 患者王某这样做对吗? 会造成什么后果?

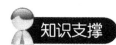 知识支撑

护理道德准则是护理伦理学研究的重点对象和核心内容,在护理伦理学中占据重要的地位。在现代社会中,护理伦理学的基本原则、规范与范畴,共同组成了护理伦理学规范体系。

一、护理伦理的原则

(一)护理伦理的基本原则

护理伦理的基本原则是指护理道德最一般的道德原则,是护理道德规范最根本的道德依据,贯穿于护理道德体系的始终。它反映某一护理学发展阶段及特定社会背景中护理道德的基本精神,是调节各种护理道德关系都必须遵循的基本准则,也是创建社会主义精神文明在卫生行业的基本准则。1981 年,在上海举行的"全国第一届医德学术讨论会"中,首次明确提出了我国的社会主义医德基本原则,并表述为:防病治病,救死扶伤,实行革命的人道主义,全心全意为人民服务。后经修改,把上述提法确定为:防病治病,救死扶伤,实行社会主义人道主义,全心全意为人民身心健康服务。这一表述既对所有护理人员的工作提出了明确的伦理要求,也为他们的护理行为提供了伦理依据。

(二)护理伦理的具体原则

1. 尊重原则 狭义的尊重原则是指护理人员在和患者交往过程中真诚地尊重对方的人格,并强调护理人员尊重患者及其家属的独立而平等的人格与尊严。而广义的尊重原则,除尊重患者的人格尊严外,还包括尊重患者的利益、自主、隐私等。尊重患者是现代医学和护患关系发展的必然趋势和客观要求。护理人员尊重患者,能够保障患者的根本权益;增强患者对护理人员的尊重和信任,有利于建立和谐的护患关系;能调动患者积极参与护理决策,有利于护理决策正确顺利地实施。尊重原则对护理人员的要求如下。

(1)尊重患者的人格尊严权 人格权是指一个人生下来即享有并应得到肯定和保护的权利,如生命权、健康权、人格尊严权、姓名权、荣誉权、隐私权等。因此要求护理人员不得以任何理由歧视患者,侵犯患者的人格尊严权,如人格尊严、身体、风俗习惯等。

(2)尊重患者的自主选择权 患者自主选择权是患者权利中最为基本的一项权利,是体现患者生命价值和人格尊严的重要内容。护理人员有义务主动提供适宜的环境和必要的条件,与患者进行沟通和交流,向患者提供诊疗护理信息并帮助其理解,以保证患者自主选择权的充分行使。

(3)尊重患者的知情同意权 知情同意是实现患者自主选择的重要途径,可以保障患者信息畅通,及时了解疾病和诊疗信息,有利于护患双方复杂的权利、义务关系问题的解决,也有利于医疗纠纷的防范和处理以及和谐护患关系的建立。

(4)尊重患者的隐私权 尊重原则要求护理人员尊重患者的隐私,对于患者的隐私要向外界保密。患者的隐私是指患者与公共利益、群体利益无关,不愿他人知道或不便他人知道的个人信息或个人私事,如患者身体秘密、个人私事等。

2. 不伤害原则 不伤害原则亦称有利无伤原则。所谓不伤害,是指护理人员在为患者提供护理服务时,其动机与结果均应该避免对患者的伤害。在护理实践活动中,它是对护理人员的基本道德要求。

医学如同一把"双刃剑",为患者带来一定健康利益的同时,也存在着对患者的潜在伤害。中国古代医学早已明确指出,医术可以救人,也可以杀人。因此,在目前的医疗护理实践活动中,任何医疗措施都是与患者的健康利益及医疗伤害相伴而来的。不伤害原则要求的并非是患者在接受诊疗护理的过程中客观上没有受到伤害。比如手术的创伤、药物的毒副作用,辅助检查导致的痛苦与不适等,伤害是不可避免的。不伤害原则对护理人员的要求主要体现在如下几个方面。

(1)避免有意伤害 尽管医疗伤害带有一定的必然性,但是也要防止护理人员主观上的故意或有意伤害,这种有意伤害往往是建立在不良的意图或动机基础之上的。绝不能为了个人利益而滥用诊疗护理手段,坚决杜绝责任伤害。

(2)首要不伤害 首要不伤害是指护理人员在为患者实施诊疗护理措施时,首先要考虑它们可能对患者造成的伤害。如:在处方的选择上,首先要考虑禁忌证;在疗效基本相同的药物选择上,尽可能避免使用副作用大的药物;在辅助检查的仪器选择上,在确保仪器检查准确、可靠的基础上,尽可能避免使用对患者带来更大不适和伤害的仪器等。对医护人员来说,在坚持有利原则和首要不伤害的选择上,首要不伤害其实就是有利原则的具体体现。

(3)伤害最小 医疗伤害作为职业性伤害,尽管不可避免,但是从有利于患者的角度,护理人员在可控的范围内应该设法降低这种伤害,尽量使这种伤害降到最低点。在当前的医疗水平下,绝对的不伤害难以做到,绝对的无损伤也不可能。不伤害原则的实质,不是杜绝所有的损伤,而是在可能的情况下把对患者的损伤降到最低,做到伤害最小。

3. 有利原则 有利原则又称行善原则,是指护理人员始终把患者的健康利益置于首位,并将其作为选择护理行为的首要标准,多为患者做善事,做有利于患者健康利益的事。救死扶伤、防病治病、维护健康、提高生命质量等是医学的神圣使命,是医护人员的职业义务,是医疗卫生事业的基本宗旨。有利原则对护理人员的基本要求主要体现在如下方面。

(1)护理人员要树立全面的利益观 既要关心患者的利益,尽快帮助患者恢复健康、节约费用,满足患者合理的需求,又要关心患者家属和其他社会人群的利益,不能给家属、社会利益带来伤害,应将有利于患者、有利于家属和社会的利益有机统一起来。

(2)为患者提供最佳的护理服务,努力使其受益 在多种可选的护理方案中选择并实施对患者最有利的护理措施。如减轻患者的疼痛,照料患者的生活起居,帮助患者康复。

(3)权衡利害大小,慎重地做出伦理决策 护理人员的行为对患者利害共存时,应该权衡利害大小,力求使各种受益与代价比例适宜,从而取得最佳效果的护理方案。

4. 公正原则 公正原则主要是指医学道德要遵循人类社会的公平、正义的基本要求,合理实现资源分配的公正、利益共享的公正和风险承担的公正三个基本内容,不能仅仅满足少数人的利益需要。作为护理伦理学的公正原则,是指同样有护理需求的患者,应该得到同样的护理待遇。这就要求护理人员在护理服务中应以公平合理的态度对待每一位患者。

公正原则包括形式公正和内容公正两个层面。形式公正是指对有相同需要的患者同样对待,对不同的患者不同对待。内容的公正是指根据患者的需要、个人的能力、对社会的贡献、在家庭中的角色地位等给予相应的负担和收益。护理人员坚持以公正原则对待患者,有利于建立和谐的护患关系,有利于解决尖锐的健康利益分配的矛盾。公正原则对护理人员的基本要求主要体现在如下几个方面。

(1)公正地分配医疗卫生资源 护理人员在护理活动中应该把形式公正和内容公正有机地统一起来,即有同等医疗需求以及同等社会贡献和条件的患者,应该得到同样的医疗待遇;在基本医疗保健需求上,应做到基本公正;在特殊医疗保健需求上,则应做到相对公正,即对有同样条件患者的需求给予同样满足,这就需要强调对弱者和社会弱势群体的保护。

(2)态度上能公正、平等地对待患者 在护理活动中,护理人员要树立平等观,对患者不分职业、地位、财产状况等,都应一视同仁,尊重和关心每一位患者的人格、权利和正当需求,在态度上做到绝对公正。

追求公正和平等,一直是现代医学护理学和生命科学努力的方向,是现代社会人们积极倡导的医学服务的基本观念。随着社会的发展,人们权利意识、平等意识和自主意识的增强,努力体现公正、践行公正是当前医疗卫生改革必须遵循的准则。

二、护理伦理规范

(一)护理伦理规范的含义

规范是约定俗成或明文规定的标准,在社会生活的不同领域中有各自不同的特定的规范。伦理规范是指人们在一定的社会关系中普遍遵循的行为准则。护理伦理规范是指依据一定的护理伦理理论和原则而制定的,用以调整护理工作中各种复杂的医疗护理关系的行为准则,也是培养护士护理伦理素质的具体标准或要求。

(二)护理伦理规范的作用

1. 在护理伦理学规范体系中的主体作用 在护理伦理学的规范体系中,护理伦理规范不仅是最基本的内容,而且居于突出的主体地位。护理伦理规范不仅体现着护理伦理原则的基本要求,同时也对护理伦理范畴起着直接指导作用。

2. 在护理道德评价中的尺度作用 护理伦理规范是进行护理伦理评价的直接尺度,进行护理评价,无论是社会评价,还是自我反省,都必须以护理伦理规范作为直接尺度。护理伦理规范是评价护理人员伦理行为的基本准则,符合护理伦理规范的行为就是善的行为,要给予表扬和肯定;违背护理伦理规范的行为就是恶的行为,应给予谴责和否定。

3. 在医院管理中的规范作用 护理伦理规范是实施医院管理的主要依据。医院管理需要健全各种规章制度,护理伦理规范是医院制定规章制度和管理规范的准绳,是实施科学管理的主要依据。

4. 在护理伦理修养中的内化作用 护理伦理规范是进行护理伦理修养的主要内容,而伦理修养的过程就是护理人员把护理伦理规范内化为自觉自律的职业行为。在护理活动中,只有以护理伦理规范认真指导和检验自身言行,护理人员才能实现护理伦理规范的内化,才能实现从他律到自律的转化,从而提高和完善护理道德人格。

(三)护理伦理规范的内容

1. 救死扶伤,恪尽职守 救死扶伤、恪尽职守是护理人员正确对待护理事业的基本准则,是护理事业和人民健康利益的根本要求。它要求护理人员正确认识医学护理事业的人道性、神圣性,从而牢固树立为平凡而高尚的护理事业献身的道德理想,激发强烈的责任感,从而自觉承担起做好本职工作的义务。恪尽职守,要求护理人员在护理工作中时刻把患者的痛苦、生命安危放在首位;兢兢业业,确实把救死扶伤作为自己的天职。

2. 平等交往,一视同仁 平等交往、一视同仁是护理人员处理护患关系问题时必须遵守的准则之一。平等交往是指护患双方平等相处;一视同仁是指护理人员对有千差万别的患者同等对待,不应根据自己的需求、价值取向、审美偏好等有选择地对待患者,厚此薄彼,也不应根据男女老幼、权力身份、关系亲疏有区别地对待。

3. 举止端庄,文明礼貌 举止端庄、文明礼貌是护理人员处理护患关系时必须遵循的伦理准则,也是现代生物-心理-社会医学模式所要求的。护理人员举止端庄、语言文明,不仅是自身良好素质和修养境界的体现,也会影响到患者对护理人员的信赖和治疗的信心。早在 2500 多年前,古希腊名医希波克拉底就提出:世界上有两种东西能够治病,一是对症的药物,二是良好的语言。

4. 刻苦钻研,精益求精 刻苦钻研、精益求精是护理人员在学风方面必须遵守的伦理准则。医学发展日新月异,护理技术层出不穷,要求护理人员必须发扬科学的求实精神,刻苦钻研,不断创新,学好学精业务本领,为患者提供优质的护理服务。

5. 廉洁行医,遵纪守法 廉洁行医、遵纪守法是护理人员在处理与患者、社会的关系时,应遵循的规范,这一规范要求护理人员应正直廉洁、不徇私情、不图私利,以人民利益、国家利益为重,不以医疗手段谋取个人私利,不接受患者或家属的钱物,更不可向患者索要钱物。

6. 互尊互学,团结协作 互尊互学、团结协作是正确处理护理人际关系的基本准则,是现代医学发展高度分化、高度综合、高度社会化的客观需要,是保证护理工作顺利开展的需要,也是建立和谐护患关系的需要。它要求护理人员共同维护患者利益和社会利益;彼此平等,互相尊重;彼此独立,互相支持帮助;彼此信任,互相协作和监督;互相学习,共同提高。在工作中如果有分歧或矛盾,都应以实事求是的态度,以诚相待、协商解决问题。

三、护理伦理范畴

(一)护理伦理范畴的概念

在哲学中,范畴是反映事物本质属性和普遍联系的基本概念。护理伦理范畴是指能够反映护理伦理学本质的基本概念,包括护理人员与他人、社会间道德关系等本质的反映和概括,主要包括权利与义务、情感与理智、良心与功利、胆识与审慎。

(二)护理伦理范畴的内容

1. 权利与义务

1)权利 在护理伦理学范畴中,权利是指道德行为主体所拥有的正当权力和利益。它主要包括两个方面:患者的权利和护理人员的权利。

患者的权利:患者在患病就医期间所拥有的而且能够行使的权力和应该享受

的利益,也称患者权益,包括两个方面:法律权利和道德权利。患者权利是公民基本权利的一部分,民法规定:公民享有生命健康权、名誉权、公民的人格尊严受法律的保护等。我国相关法律法规明确规定:患者有平等享受医疗的权利,疾病认知和知情同意的权利,自由选择的权利,免除部分社会责任和义务的权利,监督自己医疗和护理权益实现的权利及个人隐私和尊严获得保护的权利。在医疗护理实践中,患者权利的实现,有赖于护理人员对患者权利的认识和护理人员义务的实现,有赖于患者自身的维权意识和义务的实现等。如患者对自身疾病认知的权利,若护理人员不履行解释说明的义务,这一权利就无法实现。

护理人员的权利:一是执业权。护理人员是提供服务的专业人员,在其执业的过程中,在保证患者康复或有益于患者病情缓解的前提下,护理人员独立自主、不受干涉地履行自己职责的医疗护理自主权;当患者的自主原则与生命价值原则、行善原则、无伤害原则、社会公益原则发生矛盾和冲突时,护理人员限制患者权利,实现对患者的特殊干涉权。二是自身权利。护理人员有被尊重的权利,获得合理报酬的权利,在执行业务时保护安全的权利。护理人员的正当权利得到尊重和保护,可以提高护理职业的声誉和社会地位,也可以调动广大护理人员履行义务的积极性和主动性,从而有利于护理人员在维护和促进人类健康中发挥更大的作用。

2)义务 义务是指人们按照内心信念,自觉履行社会职责,它是由社会物质条件和人们在社会关系中所处的地位决定的,包括伦理义务和法律义务。伦理义务不同于法律义务:伦理义务不谋求个人权利的实现,往往以或多或少的自我利益牺牲为前提,而且伦理义务是自觉自愿履行的义务,是一种内心信念和道德责任感,不同于具有外在强制性的法律义务。因此,在进行伦理教育时,要引导人们培养起自觉履行伦理义务的责任感。

护理人员的义务:指护理人员对患者、集体和社会所应承担的责任,也是对护理人员行为的基本要求。护理人员对患者的义务:尊重患者接受医疗照顾权利的义务;尊重和维护患者及其监护人权利,尽量减少患者痛苦及经济损失的义务;尽职尽责地为患者提供最佳护理服务的义务;高度负责地执行医嘱的义务;维护患者的人格权,为患者保守秘密的义务;与医务人员及患者家属密切协作的义务;努力提高专业知识、业务水平及发展护理科学的义务;满足公众卫生需要和促进社会人群健康的义务;维护集体、社会整体利益的义务。

患者的义务:如实提供病情和有关信息;在医生指导下接受并积极配合治疗;尊重医务人员的劳动;遵守医院的规章制度;避免将疾病传播给他人;支持临床实习和医学科学的发展。

3)护患双方权利和义务的关系 护患双方权利和义务的关系主要包括如下几个方面。

(1)优先考虑患者的权利 优先考虑患者的权利是指在处理患者的权利和义务之间的关系,当行为决策发生困难时,患者的权利被赋予更高的位置。如当患者的"隐私权"与患者的"支持医学发展的义务"发生矛盾时,应该优先考虑患者的权利,尊重患者的隐私权。

（2）患者权利与护理人员义务的关系　护理人员义务与患者权利在总体上是一致的,护理人员履行自己的义务就是对患者权利的尊重。如患者有隐私保护权,护理人员就有为患者保密的义务。但有时二者也可能存在不一致的情况,甚至可能发生冲突;一是患者权利与护理人员义务的冲突。如患者有权拒绝治疗护理,但当这一行为属于错误选择而后果会危害患者自身时,便与护理人员保护患者健康的义务发生冲突。二是患者权利与护理人员对他人和社会尽义务发生矛盾。如患有法定传染病的患者要求护理人员为其保密,尊重其隐私保护权,就会妨碍护理人员履行对社会的义务,可能会危及社会公众的利益。在这种情况下,护理人员就不应再完全保护患者的隐私权。

（3）正确处理患者权利和护理人员权利的关系　护理人员权利和患者权利应该是一致的,护理人员权利是维护、保证患者医疗权利实现的前提,但有时也会存在不一致的情况,如患者的自主权和护理人员特殊的干涉权的冲突。这时,护理人员应以患者利益、公众利益为第一,进行权衡和决策。

（4）正确处理患者义务和护理人员义务的关系　一般来说,二者的目的是一致的,都是为了患者的利益。但护理人员须明确,护理人员履行自己的义务是不以患者是否履行义务为前提的。如在急诊中患者若没有履行缴费义务,护理人员也不该放弃救治的义务。

2. 情感与理智

1）情感　情感是人们内心世界的自然流露,是人们对客观事物的态度和心理反应。表现在临床护理工作中,是指护理人员在护理活动中对自己所履行的护理道德义务行为的一种爱憎或好恶的情绪和态度。它是护理人员在长期的护理实践中,经过反复磨炼而逐步形成的,具有护理职业的特殊性、理智性、纯洁性等特点。

（1）情感的内容主要包括同情感、责任感和事业感　①同情感是护理人员应具有的最起码的伦理情感,是一切善良美德和行为的基础与原动力。护理人员有同情感,才能设身处地地为患者着想,发自内心地去尊重患者、关心患者,并尽最大努力解除或减轻患者的痛苦。②责任感是同情感的升华,可以弥补同情感的不足。有了责任感,护理人员就会在工作中兢兢业业、认真负责,真正把为患者的身心健康服务作为自己崇高的职责。与同情感相比,护理人员的责任感有了更大的积极性和更多的理性成分。③事业感是责任感的进一步升华,是最高层次的护理伦理情感。有了强烈的事业感,护理人员就会把做好护理工作作为自己的人生目标和价值追求,产生强烈的使命感,促进护理事业的发展。

（2）情感是护理人员伦理生活的内在动力源泉　高尚的情感可以更好地促进护理人员的护理工作:①可以促进患者早日康复。护理人员对患者有同情感和责任感,关心、体贴患者,可以改善患者的情绪和精神状态,使其积极配合医疗护理工作,促使其早日康复。②有助于护理人员自身道德素质的提高。高尚的护理伦理情感,能够激励护理人员真诚地关爱和体贴患者,在长期的护理实践中不断提高自己的道德素质。③激励护理人员为促进护理科学事业的发展做出贡献。强烈的事业感能激励护理人员对护理事业产生浓厚的兴趣和执著的追求,并为护理事业做出自己的贡献,推动护理事业不断向前发展。因此,护理人员要不断培养良好的护理伦理情感,增强护理道德责任,真正实现全心全意为人民身心健康服务的护理伦理原则。

2) 理智　理智是指一个人辨别是非、利害关系以及控制自己的能力。护理人员的理智,包括较低层次的认知素质和自制能力,也包括较高层次的决断能力。理智可以帮助其把握、调控、驾驭、优化自己的情感,防范自我情感的不良应答,整合护理服务中的多元素质,从而为患者提供最佳的护理服务。对护理人员的理智要求如下。

(1) 把情感建立在护理科学坚实的基础上,防范情绪过度膨胀及情感缺失,以道德理性全面整合自我情感世界。

(2) 正确认识和对待患者及其家属的情感,任何时候都要坚持科学精神,保持理性、清醒的头脑,认真负责地对待患者。

(3) 正确认识和对待周围的情感氛围,恪守伦理原则,抵制和排除各种不良情绪的感染。

3) 情感与理智的关系　情感与理智是辩证统一的关系,即情感需要理智导向、规范,理智需要情感激活、支持。没有理智的情感和没有情感的理智,都不利于履行护理义务。从某种意义上说,情感具有理智性,护理人员热爱患者、对患者关怀体贴的情感并不是盲目冲动,而是建立在科学基础上的,必须在医学科学和护理科学的范围内去满足患者及家属的要求。不迁就、不动情,坚持治疗原则,既要重视对患者的同情关怀,又要考虑到整个社会的利益。

3. 良心和功利

1) 良心　良心是指人们对他人、集体、社会履行义务的道德责任感和自我评价能力,是个人意识中各种道德心理因素的有机结合。护理人员的良心是指护理人员在对患者和社会的关系上,对自己的职业行为上负有的道德责任感和自我评价能力,是护理伦理原则、规范在个人意识中形成的稳定的信念和意识。

一个有良心的护理人员,如果看到自己的行为符合护理道德规范,便会因自己做一个好人的道德需要和目的得到满足和实现而感到快乐,沉浸在良心满足的喜悦之中;相反,如果看到自己的行为不符合护理道德规范,就会感到内疚,并因此受到良心的谴责。那么在整个护理过程中,良心是怎样促使护理人员遵守护理伦理道德和规范的呢?

(1) 在护理行为前,良心具有选择和检查作用　护理人员在选择护理行为时,应根据护理人员履行义务的道德要求,对行为动机进行检查,符合护理伦理规范要求的动机,就给予肯定;反之,就加以否定,进而促使护理人员选择符合伦理要求的行为。

(2) 在护理行为过程中,良心具有监督和调整作用　在护理过程中,良心对护理人员的情感、意志、信念以及行动方式和手段,起着监督作用,可以及时调整护理行为的方向,对符合伦理规范要求的护理行为给予激励,对不符合的护理行为予以制止和纠正,避免错误行为带来不良后果。

（3）在护理行为后，良心起着评价作用 在护理行为发生之后，护理人员对自己的行为以护理伦理原则和规范作为自我评价的依据和出发点，即凡是符合护理伦理原则和规范要求的行为，就会感到良心上的满足和安宁，产生精神上的喜悦和舒畅；凡是不符合要求的，或者给患者带来痛苦或不幸时，就会受到良心上的谴责，产生精神上的羞愧和内疚。护理人员正是在良心的不断自我评价中反省自己的行为，从而促使其纠正行为中的缺点和失误，不断提高自身道德修养的。

2）功利 功利是指人的活动产生的功效和利益。护理伦理中的功利，是指护理人员在履行护理伦理义务，坚持患者利益第一的前提下，得到的社会和集体利益以及个人的正当利益。护理人员应该树立正确的功利观。

（1）维护患者的健康和社会利益是护理人员最大的个人功利 衡量护理人员的功利应以对社会、集体和对患者的贡献大小为依据。护理人员通过自己的辛勤劳动，解除患者的疾苦，保障了患者的健康，为社会做贡献，这是护理人员最大的个人功利。

（2）在坚持患者利益第一的前提下，维护护理人员个人的正当利益 在我国现阶段，劳动仍然是一种谋生的手段。护理人员应该全心全意为人民服务，但他们也有个人正当的利益，不应否定护理人员个人的功利，正当的个人利益是推动社会发展的重要力量。但对利益的追求必须在良心和道义的约束之下进行。

（3）坚持个人功利和集体功利的统一 当护理人员的个人功利和集体功利发生矛盾时，个人功利应服从集体功利，坚持集体功利和个人功利的统一。

4. 胆识与审慎

1）胆识 胆识是指护理人员在患者面临风险时敢于承担风险和善于化解风险的勇气和能力。护理人员的胆识是建立在关心患者和尊重科学的基础之上的。在临床实践中，尤其是面对某些特殊情况和特殊患者时，胆识具有突出的价值。

（1）胆识可以帮助医护人员把握有效的抢救急危重症患者的时机，及时做出正确的诊断和处理，如医护人员缺乏胆识，就会以种种借口推脱责任，并往往造成严重后果，尤其是对急危重症患者。

（2）胆识可以帮助医护人员在患者损伤不可避免时，做出争取最大善果和最小恶果的合理选择。

2）审慎 所谓护理审慎，是指医护人员在医疗护理实践中，应做到决策时周密细致，执行时谨慎小心，评价时严肃认真，它是一种道德作风，也是良心的外在表现。

医学是一门关于治病救人的极其复杂、严密的学科，要求医护人员必须审慎地对待医疗护理技术操作，否则会失之毫厘，谬以千里。审慎对护士来说，既是一种道德作风，也是良心的外在表现。总的来说，审慎在护理活动中起着非常重要的作用。

（1）审慎有利于防止因疏忽大意而酿成护理差错事故，提高护理质量、保证患者生命安全。审慎可以使护理人员在护理工作中小心谨慎、一丝不苟，及时观察掌握患者病情的变化，并能及时准确有效地完成各项治疗措施，从而防止各种差错事故的发生。

（2）审慎可以促进护理人员钻研业务知识和护理技术。大量的临床护理证明，在护理实践中做到谨慎、周密处理问题，及时发现和处理患者的病情变化等，都与护理人员的业务知识和技术水平有密切关系。护理人员业务知识贫乏，技术水平低下，就难以达到审慎。

（3）审慎可以促进护理人员以高度负责的精神对待患者，以护理伦理的原则、规范严格要求自己，从而不断提高自身伦理水平，逐渐达到"慎独"的境界；审慎有利于建立和谐的护患关系。护理人员语言审慎可以杜绝因语言不慎而造成的误解，避免引起护患纠纷。

3）胆识与审慎的辩证统一　强调审慎，并不否定胆识，二者是辩证统一的关系，心细需胆大，胆大也需心细，尤其是面对急危重症患者的抢救，更需医护人员不怕承担风险，把患者的利益放在首位，敏捷、果断地抢救，力争达到风险最小、损失最轻、安全有效的结果。

（纽丽霞）

能力检测

一、名词解释

1. 功利论

2. 美德论

3. 人道论

二、填空题

1. 义务论的具体表达形式是人们_____做什么和_____做什么，以及如何做才是道德的。

2. 护理伦理学的基本范畴包括权利与义务、情感与理智、良心与功利及_____和_____。

三、选择题

1. 以下哪项不属于医学伦理基本原则？（　　　）

A. 无公害原则　　　　　　　　B. 尊重自主原则

C. 有利原则　　　　　　　　　D. 不伤害原则

2. 关于护理伦理学的理论基础，以下哪项是错误的？（　　　）

A. 护理伦理学的理论基础主要包括美德论、义务论、功利论和生命论

B. 美德论是关于人们优良的道德行为和道德品质的概括总结

C. 传统的义务论强调人行为的动机和道德责任

D. 生命论强调人的行为的功利后果和对他人、对社会的普遍功利和效用

四、简答题

1. 护理伦理基本原则的内容包括哪些？

2. 简述生命价值论的伦理意义。

第三章 护理人际关系伦理

 学习目标

1. 知识目标

(1) 解释护患关系、护理人员与社会关系、护护关系、护医关系及护理人员与其他工作人员关系的含义。

(2) 陈述护理人际关系的特点及护患关系的发展趋势。

(3) 说出常见的护患关系模式、护患冲突与调适方法及各种护理人际关系(护患关系、护理人员与社会公共关系、护护关系、护医关系及护理人员与其他工作人员关系)的伦理规范。

2. 能力目标

(1) 能根据患者具体情况采用不同护患关系模式。

(2) 能自觉维护自身和患者权利。

(3) 学会控制个人情绪,能处理好工作中的人际关系。

3. 素质目标

(1) 具有良好的工作态度和职业修养。

(2) 具有谦虚忍让、与人为善的合作精神。

重点:护患关系模式,护理人际关系的伦理规范。

难点:护患冲突及调适。

第一节 护患关系伦理

案例导入

【导学案例1】 患者老王因患膀胱癌住进泌尿科,病痛与陌生的环境使他焦虑不安。责任护士小张主动对他说:"您好,我是您的责任护士小张。如您有什么事,请找我,我会尽力帮助您。"安置好床位后,小张告诉患者:"我去请医生来给您看病,然后我陪您四处走走,很快您就会熟悉这里的环境了。"接着向他介绍同病室的病友。很快,老王熟悉了环境,孤独和不安感减轻了许多。

老王住院后,病情不见好转。他少言寡语,情绪非常低落。这次,由于介入治疗后化疗反应较重,老王更加不愿说话,干脆卧床不起,也不愿进食。这可急坏了小张!她想尽办法开导老王,并掏钱为他买来了面条、稀饭,但屡遭拒绝。尽管患者不理不睬,但小张并没有放弃,轻言细语地劝慰和鼓励他,一汤匙一汤匙地给他喂饭,天天不忘陪老王唠叨自家的事。老王终于被感动得流下了热泪,患者及家属对护士小张的服务非常满意。当老王病情好转即将出院时,护士小张向患者交代了出院后的注意事项,患者再次向小张表示谢意后出院。请思考:

(1)护士小张与患者老王的关系属于什么模式?

(2)在不同的护患关系模式中,护士的工作重点分别是什么?

【导学案例2】 一位56岁的老先生,因完全性小肠梗阻而住院。当天晚上,医生为这位患者做了急诊手术,手术过程很顺利。第二天晨间护理的时候,当护士为患者更换床单时,老先生问到:"护士,我什么时候可以吃东西?""放屁。"护士果断地回答道。老先生听到护士竟然无缘无故侮辱自己,感到十分不解,觉得作为患者,询问何时进食完全符合常情,这位护士怎么能恶语伤人,一时竟不相信自己的耳朵,但还是强忍不悦,又追问了一句:"不好意思,我不是学医的,不懂医学专业知识,我想问问到底什么时候我才可以吃东西?""放屁。"护士再次毫不犹豫地回答。当时,老先生的气不打一处来,但是考虑到仍然要在医院继续治疗,因而不敢得罪护士,无奈忍下了这口气。患者出院后向医院有关部门投诉了这位护士。请思考:

(1)患者为什么投诉这位护士?护士应如何与患者建立良好的护患关系?

(2)影响护患关系的因素有哪些?

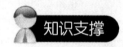知识支撑

一、护患关系的含义

护患关系是护理过程中,护理人员与患者及患者家属在一种特殊环境中交际互动所形成的短暂型人际关系。它是一种专业性人际关系,是为了解决特定的医疗护理问题,为了完成特定的专业任务而建立和发展起来的,并将伴随专业任务的完成而结束。在以健康为中心的整体护理中,护患关系是所有护理人际关系的核心和关键,因而护患之间的伦理关系也成为护理伦理学中的核心问题。

二、护患关系的特征

(一)护患关系是一种工作关系

护患关系是护理人员在为患者进行护理工作时产生的,是一种具有时效性的职业关系。它以治疗为目的,为患者提供专业性、帮助性的护理服务,包含技术性关系和非技术性关系。护患关系具有一定的约束性,是由患者的就医需要和护理人员的职业性质所决定的,不管护患双方是否相互吸引,患者的年龄、身份、职业、素质如何,都要求护理人员与患者建立良好的人际关系。

(二)护患关系是一种多方位的人际关系

护患关系不仅包含护理人员与患者本人,还包含护理人员与家属、陪护人、监护人等的关系。因此,护理人员不仅要满足患者本人的需求,还要为与患者相关的

其他人员提供病情信息、护理信息、健康指导、心理支持等相关工作。

（三）护患关系是一种互动的、平等的人际关系

护患关系是一种帮助性关系，而且一般发生在患者无法自己满足基本需要的时候，患者往往处于弱势地位。在护理工作中，护理人员处于主导地位，这就意味着护理人员的行为对于护患关系的和谐与否起着重要的作用。护理人员应该正确看待自己的作用，认识护患双方地位，严格要求自己。护患双方都扮演着各自的社会角色，是一种平等的人际关系，应该相互尊重、相互支持，为建立良好的护患关系而努力。

（四）护患关系是一种法律关系

护患双方在护理活动中各自的行动和权益都受到法律的约束和保护，双方在法律范围内行使各自的权利和义务。护患双方的这种法律关系是国家法律保护每个公民正当权益的体现，任何侵犯患者和护理人员正当权利的行为都是国家法律所不允许的。无论是患者还是护理人员，都应当学法、知法、守法，学会运用法律武器保护自己的正当权益。

三、护患关系的基本模式

1976年，美国学者萨斯和荷伦德提出了三种医患关系模式，这些模式同样也适用于护患关系。这三种模式即主动-被动型模式、指导-合作型模式和共同参与型模式。

（一）主动-被动型模式

这是一种古老的、目前仍然存在的护患关系模式。在这种模式中，护理人员充当母亲一样的家长式角色，护理人员对患者提供最好的照顾。同时，出于对患者健康的关心，护理人员可以对患者进行干涉，如同母亲出于对子女幸福的关心而干涉子女一样。

该模式的核心是"护理人员为患者做什么"。在这一模式中，护理人员工作是主动的，患者是被动的，护理人员履行了对患者的职责，给患者带来了幸福，这在一定程度上体现了护理人员的价值。但是，这种模式忽视了患者的主动性，有时会发生护理人员与患者的价值观、主动性的冲突，从而使护患关系难以维持。因此适用的对象为意识丧失（如全身麻醉、昏迷）患者、婴幼儿，以及危重、休克、智力严重低下、某些精神病患者。

由于患者难以表达自己的主观意志，因此这一模式下护理人员要加强责任心、勤巡视。但目前一般来说，对病情较轻、意识清楚等的患者，不提倡采用这种模式。

（二）指导-合作型模式

在这种模式中，护患之间是一种帮助与被帮助的关系。护理人员作为系统护理知识与技术的拥有者，为患者提供技术帮助。它把患者看成是有意识、有思想、有心理活动的人，在护理活动中，患者有一定的主动性，这种主动以执行护理人员的意志为基础，以主动配合为前提。护患双方有如成人与儿童的关系，患者可以向护理人员提供有关自己疾病的信息，也可以提出意见和要求，但护理人员的权威仍是决定性的。患者的主动合作，包括诉说病情、反映治疗情况、提供检查方便、配合各种护理措施，都是以护理人员的要求为前提的，患者的地位是"合作"。事实上，在护理实践中，这种关系广泛存在，也是不可缺少的。几乎所有的技术性操作如注射、换药、插胃管、测体温、量血压等都需要患者的合作，否则无法进行。

该模式的核心是"护理人员告诉患者应该做什么"。这种模式体现了患者的价值观和自觉性，患者不再单单任由医生、护理人员摆布，他们知情医疗护理方案并配合执行。但是，这种模式也有一定的缺陷，即当患者缺乏足够的医学知识和理智而做出不当的判断与决定时，若护理人员不能给予及时的指导，将会损害患者的利益。这一模式适用于一般患者，如急性阑尾炎术后患者、清醒地接受技术性操作的患者等。

（三）共同参与型模式

这是一种非法律性的关于护患双方的责任与利益的约定。在这种约定中，患者被提供特定的护理，护理人员则有向患者提供这种护理的义务与职责。在治疗、护理过程中，患者的意见和认识是有价值的，护患双方有同等的主动性和权利。护患双方有如成人与成人的关系模式，在这种模式下，患者不仅是合作，而且积极主动地参与自己的治疗护理讨论，向护理人员提供自己的治疗、护理体验，探讨某些护理措施的取舍，在患者体力允许的情况下，自己独立完成某些护理措施，如自己洗头、服药、测尿糖等。

该模式的核心是"护理人员帮助患者自我护理"。在平等合作的基础上，护患双方具有大致同等的主动性和权利，共同参与护理方案的制订、措施的决策和实施。

这种模式以患者的"自我决定"为基础，既强调了患者的权利，又不否定护理人员自身的价值，故被认为是一种最能体现护患双方价值的理想模式。这种模式多适用于慢性疾病且具有一定文化知识水平的患者，如糖尿病患者、高血压患者、慢性支气管炎患者等。

护患关系的三种模式在临床工作中并没有优劣之分，在现实的医疗护理活动中，建立什么样的护患关系，应考虑多方面的因素，比如患者的病情、文化程度以及精神状态等。在实际的临床实践中，护理人员同特定的患者间的护患关系类型也不是固定不变的，随着患者病情的变化，可以由一种模式转向另一种模式。例如，对一个因昏迷而入院治疗的患者，就按主动-被动型模式护理。随着病情的好转和意识的恢复，就可以逐渐转入指导-合作型模式。最后，患者进入康复期，适宜的模式就变成共同参与型了。

四、护患关系的发展趋势

（一）主动性日益增强

随着医学模式的转变，护理学科的发展，护理工作的主动性增强了，不再被动

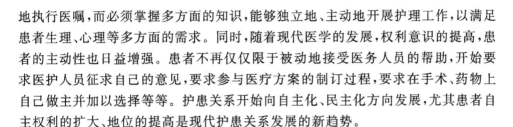

地执行医嘱,而必须掌握多方面的知识,能够独立地、主动地开展护理工作,以满足患者生理、心理等多方面的需求。同时,随着现代医学的发展,权利意识的提高,患者的主动性也日益增强。患者不再仅仅限于被动地接受医务人员的帮助,开始要求医护人员征求自己的意见,要求参与医疗方案的制订过程,要求在手术、药物上自己做主并加以选择等等。护患关系开始向自主化、民主化方向发展,尤其患者自主权利的扩大、地位的提高是现代护患关系发展的新趋势。

（二）法制化进程加快

传统的护患关系是靠道德来维系的,但随着市场经济的发展,仅仅依靠道德规范来约束人们的行为具有很大的局限性,法制化是护患关系的必然趋势。同时,高新技术在临床的应用,一方面促进了人们法律观念的更新,为医学和护理立法提供了物质基础和思想基础;另一方面,高新技术的临床应用所带来的伦理问题也必然会涉及护患关系。因此,法制化也是客观需要。

（三）社会化是必然趋势

随着整体护理等现代护理理念的应用,护理人员的工作范围不断扩大,职责不断增多,不再仅仅限于医院内,还要承担社区医疗保健、家庭护理保健、康复护理保健等任务。护患关系的社会化趋势要求护理人员必须更好地掌握医学知识以及更多的人文科学知识,以便更好地为社会服务。

五、护患冲突与调控

护患冲突泛指护患双方在诊疗护理过程中,对某些医疗行为、方法、态度及后果等存在认识、理解上的分歧,以致发生争执或对抗,其核心问题是利益冲突。

随着我国医疗制度改革的深入以及人们自我保护意识的提高,患者维护自身权益的意识越来越强,从而对医护人员的职业道德、技术水平及服务质量提出了更高的要求。但由于习惯性的工作流程制约加上个别护理人员的服务意识滞后,可能导致护患冲突。加之护理人员与患者接触的机会最多、最密切,患者容易将对医院产生的不满情绪发泄到护理人员身上,导致护患之间更容易发生关系冲突,从而影响护患关系的发展。

（一）引发护患冲突的因素

1. 患者对医疗护理的期望值过高 尽管现代医学发展突飞猛进,但仍有很多未攻克的难题。目前,相当一部分疾病至今原因不明、诊断困难,误诊率、死亡率较高。患者及家属带着焦急和期盼的心情来到医院,希望治好病、解除痛苦。当发现疗效与预期不相符甚至病情恶化时,他们往往会理解为医疗技术水平不高或医护人员没有尽心服务,因而向医护人员发泄怒气。

2. 信任危机 部分护理人员工作缺乏主动性,加之专业技术水平缺陷,机械执行医嘱,观察病情不详细,病情记录简单,在患者病情变化时不能及时报告医生,导致抢救不及时;工作责任心不强,不认真执行查对制度和交接班制度,出现打错针、发错药、输错液体等差错事故;抢救仪器未及时检修、抢救药品未及时补充,导致抢救不及时,使患者失去最佳的抢救时机;服务态度不好,不愿与患者多交谈或对患者的提问不予理睬,甚至出现冷嘲热讽、恶语伤人的现象,造成护理人员与患者之间的不信任。

3. 角色模糊

(1)护理人员角色模糊:护理人员不能主动了解患者的身心及社会需要,不能主动地为患者提供各种帮助,均为护理人员角色模糊的表现。

(2)患者角色模糊:把自己当作一名被动的求助者,不能积极参与医疗护理过程,如不积极参与康复护理、不服从护理人员的管理、向护理人员提出无理要求等与患者角色不相适应的行为表现,最终导致护患之间发生矛盾冲突。

4. 理解差异

(1)护理人员方面:护理人员的人文修养不高,特别是语言修养和人际关系修养。据文献报道,在护患冲突中,因语言诱发的纠纷占 17%。很多护患冲突并非是护理人员有明显的过失,而是由于缺乏语言沟通能力或者不讲究语言的技巧造成的。当患者及家属缺乏相关医学知识,或对医疗制度、医疗过程不理解,而护理人员没有及时与患者沟通、答疑解惑,就会产生误解,甚至导致纠纷。

(2)患者方面:少数患者或家属不尊重护理人员,不能理解护理人员工作的繁杂性。加之护患之间存在专业差异,患者无法理解护理人员的某些专业行为,可能导致指责、谩骂甚至出手伤害,很大程度上伤害了护理人员的自尊心和积极性。

5. 管理体制　护理人员的配置严重不足,工作任务繁重,导致护理人员没有足够的时间提供优质护理服务;医疗护理设备陈旧,不能满足患者的需求;护理管理制度不健全、不科学或者监督不力导致有章不循、违章操作。这些都是导致护患冲突频繁发生的原因。

(二)建立良好护患关系对护理人员的要求

1. 爱岗敬业,精益求精　护理人员要热爱护理工作,珍惜自己的岗位,以护理专业为荣,树立自尊、自爱、自强、自重的信念,维护"白衣天使"的美好形象。同时护理人员应勤奋学习、不断进取、刻苦钻研、严格要求、一丝不苟,在技术上力求精益求精,不断充实自己,提高护理水准。

2. 尊重患者,保守医密　尊重患者,是建立良好护患关系的基础和前提。尊重主要体现在对所有患者一视同仁,以诚相待,能容忍或接受患者的不同观念、习惯。尊重患者,是护理人员赢得患者好感、获得患者信任和尊重的重要因素。患者来自不同的文化背景和社会阶层,他们有不同的社会角色、信仰和习惯。无论其地位和修养如何,都应受到尊重。但尊重并非纵容或听之任之,对个别不可理喻、行为有损于他人的患者,可采取合理、非对抗性方式加以劝导、制止,坚决杜绝"冷、推、硬、顶"等现象发生。此外,护理人员要保守秘密,决不可以将患者的隐私和秘密随意泄露或事后当作笑料宣扬。

3. 认真负责,体贴入微　责任心,是护理人员获得患者信任的最基本条件。临床护理工作中,护理人员从各种专业技术操作到对患者的人文关怀,都需对患者高度负责,容不得半点马虎。缺乏工作责任心的护理人员,无论其外在言行如何友好,也不可能得到患者的信任。体贴主要体现在护理人员能理解患者的痛苦感受,设身处地为患者着想,了解和满足患者的需要。护理人员的体贴可带给患者温暖,常可使患者产生好感,甚至感动。体贴入微可表现在细小情节或言谈举止中,如护理人员为睡熟的患者拉上窗帘、盖好被子等。体贴看似容易做到,有时仅为护理人员的举手之劳,其实又难以做到,因为体贴需要有爱心,要细心地观察、了解患者的需要。

4. 行为得体,善于沟通 护理人员在与患者的接触中,要掌握与患者沟通的技巧,注重自己的行为,使之符合人际交往的行为规范。护理人员的仪表与举止常常影响到患者对护理人员的信赖以及患者战胜疾病的信心,从而影响良好护患关系的建立。护理人员在与患者交往过程中,应注意以下几点:①保持健康的生活方式和良好的情绪;②行为端庄、举止大方;③讲话柔声细语、谈吐文雅;④与患者交流时,表述得体、百问不厌。

5. 求同存异 护患交往应求大同存小异、彼此相容。在护患关系的调适过程中,护理人员应认识到差异的存在,找到双方利益及出发点的一致性。护患交往的根本目的是一致的,即护患双方都是为了让患者能尽快康复,为了患者的健康考虑。护理人员在工作中应从共同点出发,启发患者,包容彼此的专业差异。

6. 依法调适,化解矛盾 在法制社会里,医与法是不可分割的。护患关系不同于一般人际关系,是一种特殊的法律关系。因此,调适护患关系不仅要依据道德规范,还必须依照有关法律法规。护理人员应认真学习相关法律条文,并学会应用法律知识来处理各种矛盾和分歧,化解护患矛盾。

第二节 护理人员与社会关系伦理

案例导入

【导学案例1】 2013年4月20日8时2分,四川雅安发生7.0级地震,震中位于雅安市芦山县。小张是芦山县人民医院的一名护士,地震后她和其他医护人员一样忙碌,穿梭在不同的救助帐篷间。她父亲打电话给她:"妈妈不在了,你回来看一眼吧。"她赶回家,跪在妈妈身旁痛哭一阵后就回到医院。小张强忍泪水说:"妈妈不在了,但是这里还有很多跟妈妈一样脆弱的生命需要我来守护,爸爸支持我回来,回来挽救幸存者。"请思考:

(1)如何看待护理人员的社会职责?

(2)请用护理人员与社会关系的伦理道德分析小张的行为。

【导学案例2】 某总医院的甲、乙两名内科护士,都有2年工作经验,工作能力都很强,在科室是业务骨干,对患者的照顾无微不至,深得患者和科室同事的好评。甲、乙各自都已有一个小家庭,但是唯一的区别是:甲的丈夫在甲下班回家后总是嫌甲忙,不顾家;而乙回家后,其丈夫总体贴地说:"你工作忙,家里事情就不用操心了。"半年后护士甲工作的积极性一点也没有了,整天脾气暴躁,总有患者投诉;而

护士乙则恰恰相反,自学护理本科课程,积极提高自己的专业水平,越来越受患者及科室同事的喜爱。请思考:

(1) 除了护士角色,护理人员在家庭和社会中还要扮演哪些角色?

(2) 护理人员正确处理护理人际关系的意义何在?

知识支撑

随着科学技术的发展和医学护理模式的转变,护理学也随着时代的发展而进步,护理的服务对象从患者扩大到社会各类人群,服务范围从医院延伸到家庭、社区,护理人员的社会责任越来越重大,与社会的关系越来越密切。国际护士协会护士职业道德准则中规定:护理人员与社会共同承担责任,满足公众特别是弱势群体的健康和社会需求。因此强调护理人员与社会关系的伦理道德,对护理人员正确履行自己的社会职责,坚持卫生保健事业的正确方向起着重要作用;同时,护理人员与社会关系伦理道德对促进社会公共卫生事业和社会的进步,增进人民群众健康水平有着深远的意义。

一、护理人员与社会关系的含义

护理人员与社会的关系是指护理人员向个人、家庭及社区提供健康服务时形成的关系,或者说是护理人员服务社会过程中形成的关系。

二、护理人员处理与社会公共关系应遵循的伦理规范

(一) 坚持原则,维护公众利益

护理人员是健康保健队伍中的主要组成成员,要为增进社会群体健康水平贡献自己的力量。护理人员在尽自己的社会责任时,若遇到个人利益与社会公众利益发生冲突的情况,要以维护社会公众利益为原则,不能为了少数人的利益而损害社会的集体利益。

(二) 热情服务、保护隐私

护理人员向个人、家庭以及社区提供健康服务,开展健康教育,提高社区人群健康意识,提供预防接种、计划免疫、妇幼保健等工作。这些护理工作的完成需要社区人群的积极参与和配合。由于社区人群的职业、文化程度、生活方式、健康状况千差万别,其健康需求多种多样,所以护理人员要尊重、关心服务对象,做到一视同仁、热情服务,用自己的真诚之心感化他们,得到他们的认同,使自己的工作得以顺利开展。长期的社区护理中,护理人员可能对服务的家庭知根知底,稍不留意,就可能泄露服务对象的隐私,使自己处于被动地位,以致影响社区护理的开展。因此,护理人员要尊重并保护服务对象的隐私。

(三) 不畏艰险、无私奉献

对于重大灾害的紧急救护任务,如火灾、水灾、地震、瘟疫等,护理人员必须发

扬救死扶伤的人道主义精神,以高度的责任感和科学态度,参与整个救治和护理,要不畏艰难,将生死置之度外,全力以赴地救治、转移和护理伤员,尽最大努力减少不必要的伤亡,认真履行护理人员的社会责任。

(四)恪守职责、自律慎独

护理人员在进行社区卫生服务中,要恪守职责。比如,严格遵守操作规程和各项规章制度;疫苗接种及时、正确、不遗漏;暴发疫情处理及时;卫生宣传生动活泼,注重实效;参与卫生监督、卫生执法任务时要遵纪守法,秉公执法。由于社区监督管理相对薄弱,社区护理人员常常处于独当一面、独自工作的情况,因此要求护理人员有高度的责任心,在无人监督的情况下,保持自律,严格遵守规章制度,做到慎独。

第三节 护理人员与其他医务人员关系伦理

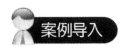 案例导入

【导学案例 1】 某医院的一位护理人员在为一位癌症晚期女患者行医生指定的化疗时,患者问道:"癌症治疗是否还有其他可选择的方法?"护士说:"是有几种可选择的方法。"因此,这位患者拒绝接受化疗。患者的儿子因为母亲拒绝治疗十分生气,将此情形告诉医生。医生即到法院控告这位护理人员,结果护理人员被解雇。执照被吊销了 6 个月,理由是她的行为"分裂了医生与患者的关系"。请思考:

(1)你认为该医生"无情"吗? 正确的做法应该是怎样的?

(2)护理人员应如何正确理解和处理护医关系?

【导学案例 2】 患者,女,53 岁,教师。因患食管癌在某医院住院手术,术中因血压低需用多巴胺维持,当输入多巴胺 25 mL 时血压回升,2 h 后血压平稳(130/75mmHg)。医生想减少多巴胺浓度时,护理人员发现多巴胺是从硬膜外管输入的,此时多巴胺已进入 80 mL(64mg)。医生得知后,在家属在场的情况下批评了护士,因此家属认为是医疗事故。经有关专家会诊一致认为,从硬膜外管注入多巴胺,对患者不会产生任何不良反应,但药典中尚无多巴胺经硬膜外管注入的使用说明。医患纠纷的发生是因为家属知道了真相,否则可以避免。请思考:

(1)医生的做法是否正确? 医护人员应如何正确处理此类事件?

(2)医护人员应如何对患者及家属做出解释?

【导学案例 3】 消化血液内科病房内,当天的常规护理接近尾声。新转科的实习护士小黄开始巡视病房,以便进一步熟悉病房及患者。走廊另一头的护士长对着小黄叫到:"小黄,29 床的药打完了,你来帮忙把针拔了吧。"科室副主任正在对新入院的 30 床进行入院检查。小黄来到 29 床床旁核对药液,发现患者输入的是垂体后叶素,再看该患者诊断为"上消化道出血"。根据所学知识,小黄记得该药作止血用时需要逐渐减药,但又转念一想"护士长让我拔的,估计已经减到安全范

围了"。于是,小黄将针拔掉了,交代完注意事项后离开病房。此时,正在30床检查的副主任发现了实习护士小黄的操作。于是,副主任不动声色地追出病房,小声叫住小黄,问道:"刚停的什么药啊?"意识到出错的小黄小声说:"垂体后叶素。""垂体后叶素该如何停药啊?"主任又问道。"逐渐减药。"小黄低声回答。"那你为什么拔了呢?"胆小的小黄没有出声,谨慎地用眼神探询主任。这时候主任放缓语速说:"以后记住了,不要贸然拔掉需要逐渐减药的药物。你现在回去找你的老师再按医嘱配好下一组药,赶紧帮患者输上,就给患者解释说我查房后认为按病情还需要继续输入。"小黄感动得不知所措,赶紧按吩咐及时补救了错误,患者未提出异议。小黄在日后的实习中愈发认真谨慎,表现出色,多次被患者评价为"科室最受欢迎护士"并最终获评"优秀实习护士"。请思考:

(1) 你认为副主任和实习护士小黄的行为是否侵犯了患者的知情同意权?

(2) 请对本案例中医护的言行进行分析,如果你是该医生,你会如何处理?

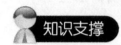

护理人员在护理实践中,除了要与患者及其家属建立关系,还要与护理同仁、医生及其他工作人员(医技人员、行政人员、后勤人员等)进行交往,护理人员只有遵守与各类医务人员之间的伦理规范,才能协调和处理好与医务人员之间的关系,共同努力,相互协作配合,满足患者的健康需求。

一、护际关系伦理

(一)护际关系的含义

护际关系又称护护关系,是指在护理实践中形成的护士与护士之间的关系,包括同级护理人员之间的关系、上下级护理人员之间的关系。护理人员之间的协调关系是完成护理任务,提高护理质量的重要条件。

(二)护际关系的伦理规范

1. 彼此尊重,互学互助 每个护理团队成员的资历深浅、工作岗位、业务专长、技术能力等各有不同,要求护理人员之间要彼此尊重、互学互助,才能化解工作中的矛盾,建立和谐的工作关系。年轻的护理人员学历高、有热情、富有朝气、思维活跃、动作敏捷,但临床经验不足。年资高的护理人员临床经验丰富、办事稳妥、解决问题能力强,但是学历较低、体力、精力不够。因此,年轻的护理人员应虚心向年资高的护理人员学习、请教,遇事多征求他们的意见;高年资护理人员应尊重、理解年轻护理人员的热情和创新精神,发挥好传、帮、带作用。上下级护理人员之间:上级要严于律己、以身作则、关心下级,下级要尊重上级、服从领导、顾全大局。护理人员与实习护生之间提倡尊师爱生、教学相长、共同提高。

2. 宽以待人,心胸开阔 护理人员要提高自身的修养,要有宽广的胸怀和容人的气度,能包容别人的缺点和短处。对待同事,宽容水平越高,就越能与人友好相处。一个斤斤计较、心胸狭隘的人,不可能有很多朋友,也不可能建立良好的人

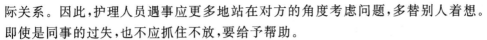

际关系。因此,护理人员遇事应更多地站在对方的角度考虑问题,多替别人着想。即使是同事的过失,也不应抓住不放,要给予帮助。

3. 团结协作,崇尚竞争 护理人员之间既有明确的分工,又要相互配合与协作。护理人员只有相互支持、齐心协力,才能出色地完成护理工作。随着市场经济的建立和卫生改革的深入,竞争的观念已深入人心,护理人员之间的竞争也是客观存在的。护理人员既要团结协作,又要鼓励相互竞争。提倡竞争的目的不是你死我活、争名夺利,而是充分发挥每个护理人员的聪明才智、学科优势、技术水平,为患者提供更优质的护理,更好地为人类的健康服务。

二、护医关系伦理

(一)护医关系的含义

护医关系也称为医护关系,是指在医疗护理实践中护理人员与医生之间形成的关系。护医关系实质是一种同事合作关系,是一种群体与群体间的关系。

在整个健康服务体系中,护理人员与医生的关系最为密切。随着现代护理专业的不断发展,护医关系的内涵与模式发生了巨大的变化。护理人员需要了解护医关系的概念与模式以及掌握护医关系的伦理规范,建立融洽的护医关系,更好地为患者的健康服务。

(二)护医关系的模式

护医关系模式随着护理专业的不断发展而发生变化,护医关系模式经过了由从属到独立协作的发展阶段。

1. 主导-从属型 这是传统的护医关系模式,医生处于主导地位或绝对权威地位,护理人员处于服从或被动地位。在这种模式下,护理人员是医生的助手,任何职业决定都必须听命于医生,护理人员不直接对服务对象负责,只是机械地执行医嘱,仅对医生负责。护理人员不能发挥主观能动性而产生消极被动、不负责任的后果。随着医学模式的转变和护理专业的发展,这种模式已经被新的模式所取代。

2. 指导-被指导型 医护人员之间的相互关系中,医生处于指导地位,护理人员处于接受指导的地位。这种模式医生虽然处于相对权威的地位,但是并不限制护理人员的积极性和主动性的发挥。然而护理经过多年的发展,已经成为一个独立的专业,医生指导护理人员的模式也不能满足现代护医关系的需要。

3. 独立-协作型 护医关系中,双方完全处于平等地位,没有地位高低之分,只有分工不同。双方既保持各自的独立性、自主性,又通过相互协作达到互补。这种模式有利于双方积极性和主动性的发挥,也利于医护关系的和谐,是一种新型的医护关系。

(三)护医关系的伦理规范

医疗和护理是医院工作不可分割的两个主要组成部分,在处理具体的护医关系中只有遵循互相配合、互相尊重、平等合作的原则,才能建立互相协作、互相信任的新型、和谐的护医关系,只有这样才能充分发挥医生和护理人员的积极性,发挥现代医院的整体效应,提高医疗护理工作的质量。护医关系的伦理规范如下。

1. 各司其职,平等合作 医生和护理人员虽然服务的对象、目的相同,但工作的侧重面和使用的技术手段不尽相同。医生主要的责任是做出正确的诊断和采取恰当的治疗手段,护理人员的主要职责是发现患者的健康问题,采取相应的护理措施,解决护理问题。医生和护理人员只是分工不同,没有地位高低之分。医生的正确诊断与护理人员的优质护理相配合是取得最佳医疗效果的保证。

2. 互尊互助,理解包容 医护双方要充分认识对方的作用,承认对方的独立性和重要性,支持对方工作。护理人员要尊重医生,主动协助医生,对医疗工作提出合理的意见,认真执行医嘱。如果发现医嘱有误,应主动地向医生提出意见和建议,协助医生修改、调整不恰当的医嘱。医生也要理解护理人员的辛勤劳动,尊重护理人员,重视护理人员提供的患者情况,及时修正治疗方案,并尽力协助护理工作或为护理工作提供方便。

3. 互相监督,彼此信任 医护之间互相监督是符合双方共同利益的,监督的目的是为了防止差错事故的发生。任何一种医院差错都可能给患者带来痛苦和灾难,医护之间应该监督对方的医疗行为,以便及时发现和预防,减少医疗差错的发生。一旦发生医疗差错,应本着实事求是的态度,不护短、不隐瞒、不包庇,不互相推卸责任,及时纠正,将差错降低到最低程度。当然必须做到与人为善,切不可幸灾乐祸、乘人之危、打击别人。

三、护理人员与其他工作人员的关系伦理

护理人员在医院中除了与医生发生人际关系,还需与医院内的其他工作人员发生关系,如医技人员、行政人员和后勤人员等。护理人员与医技人员、行政人员、后勤人员等在医疗护理活动中发生的关系,称为护理人员与医院其他人员关系。护理人员在工作中不可避免地要与上述人员密切接触,很多护理工作需要他们的大力支持与帮助,所以协调好与他们之间的关系有着十分重要的意义。护理人员与医院其他工作人员关系的伦理规范如下。

1. 护理人员与医技人员要以诚相待、相互尊重、团结协作 在医疗实践中,护理人员应该了解医技科室的工作特点与规律,为医技人员提供方便,医技人员也应积极协助护理人员开展相关工作。只有护技之间以诚相待、相互尊重、团结协作,才有利于临床诊疗工作及时有效地开展,为患者赢得宝贵的诊治与抢救时机。反之,护技之间相互指责和埋怨,造成患者病情延误,从而影响护理质量、患者及家属的心情,甚至危及患者的生命。

2. 护理人员与行政管理人员之间要互相理解、互相支持 医院管理已经由经验管理向科学化管理转变,医院行政管理部门通过制订各种规章制度、把握医院服务方向、进行各种决策、开展医院各项工作,并协调医院各类人员之间关系,起着领导、组织的作用。护理人员应如实反映临床一线的需要,配合行政人员解决实际问题。同时应理解支持行政人员的工作,顾全大局。行政人员也应支持护理人员的工作,积极维护护理人员的正当权益。

3. 护理人员要尊重后勤人员以及他们的劳动成果 护理人员要充分意识到后勤人员在医疗和护理活动中的重要地位,尊重后勤人员,珍惜、爱护他们的劳动成果,积极支持他们的工作。后勤人员也应树立为临床服务的理念,自觉主动地做好后勤保障工作。

总之,护理人员在跟医院其他工作人员相处的过程中,要谨记尊重、协作和监督。相互尊重彼此的人格尊严、尊重对方的工作,在患者面前树立团体威信;相互协作,密切配合,多为对方考虑,为患者提供最佳医疗护理服务;相互监督、相互制约,确保工作合法和医疗安全,使医、护、患三方共同受益。

（黄　蓉）

能力检测

一、名词解释

1. 护患关系

2. 护际关系

3. 护医关系

二、填空题

1. 护患关系的基本模式包括_____、_____、_____三种模式。

2. 常见的引发护患冲突的因素包括_____、_____、_____、_____、_____等。

3. 护理人员与社会公共关系的伦理规范包括_____;_____;_____;_____。

三、选择题

1. 护患关系的主动-被动型模式适用于(　　　)。

A. 昏迷患者、婴幼儿

B. 患长期慢性疾病但能自理的患者

C. 肾移植手术后 1 周的患者

D. 急性、清醒而又能活动的患者

E. 上臂骨折的患者

2. 对慢性患者最适合的护患关系模型是(　　　)。

A. 指导-合作型　　　　　　　　　　B. 主动-被动型

C. 共同参与型　　　　　　　　　　D. 消费型

E. 主导-从属型

3. 适用于对急性病患者护理时的护患关系是(　　　)。

A. 共同参与型　　　　　　　　　　B. 指导-合作型

C. 主动-被动型　　　　　　　　　　D. 统一型

E. 独立-协作型

4. 护理人员发现医生医嘱可能存在错误,但仍然执行错误医嘱,对患者造成严重后果,该后果的法律责任承担者是(　　)。

A. 开写医嘱的医生　　　　　　　　　　B. 执行医嘱的护理人员

C. 医生和护理人员　　　　　　　　　　D. 医生和护理人员无需承担责任

E. 医疗机构

5. 关于医患双方权利与义务的下述口号和做法中,不正确的是(　　)。

A. 医务人员不是上帝

B. 患者是上帝

C. 把维护患者正当权利放在第一位

D. 医护人员的正当权益也必须得到保证

E. 患者的权利往往意味着医者的义务

6. 请指出下列哪项不是建立良好护理人际关系的意义?(　　)

A. 有利于营造良好的工作环境　　　　B. 有利于提高医疗护理质量

C. 有利于提高护理工作效率　　　　　D. 有利于医疗模式的转变

E. 有利于办事方便

7. 以下哪种患者不适用于护患伦理关系模式中的主动-被动型?(　　)

A. 婴幼儿　　　　　　　B. 昏迷患者　　　　　　　C. 精神病患者

D. 手术患者　　　　　　E. 休克患者

8. 一般情况下,护患关系发生障碍时,主要责任人是(　　)。

A. 医生　　　　　　　　B. 患者　　　　　　　　　C. 护理人员

D. 护理人员和患者　　　E. 患者家属

9. 一患者因为严重的体重下降和拒绝饮食而住院,医嘱鼻饲饮食,护理人员发现患者拔掉了鼻饲管。患者告诉护理人员她不需要那个东西。护理人员的最佳反应是(　　)。

A. "你不应那么做,现在我还要重新插下去"

B. "你为什么把鼻饲管拔下来? 你想死吗?"

C. "告诉我关于鼻饲管你不喜欢哪一点?"

D. "这样做,你的医生会非常生气的"

E. "拔掉了饿的可是你自己!"

10. 一位54岁的患者,计划上午进行冠状动脉搭桥术,手术前,他对护理人员说:"我认为自己还是不要去做手术了,人总是要死的",这时护理人员的最佳反应是(　　)。

A. "如果你不做手术,你可能很快会死的"

B. "手术总是有危险的,你为什么不想点别的呢?"

C. "你一定很害怕做搭桥术,告诉我你对手术的感觉"

D. "我叫你的医生来,和你谈谈"

E. "照你这么想,还要医院干什么?"

11. 一位护工对护理人员说:"这位患者每天大小便失禁3～4次,我一想到他这样做是为了引起别人的注意就生气,应当给他使用成人尿布。"此时护理人员最佳的反应是( )。

A．"你也许是对的,弄脏床铺是引起护理人员注意的方法之一"

B．"更换床单,为他擦洗一定很麻烦,下次我会帮你的"

C．"患者这种退缩确实让人难过"

D．"你为什么不多花一些时间陪他? 既然他的行为是为了引起护理人员的注意"

E．"你以为患者都跟你一样幼稚吗?"

四、简答题

1. 建立良好护患关系对护理人员的道德要求有哪些?

2. 建立和谐护际关系,护理人员需要遵循哪些护理伦理规范?

3. 建立和谐护医关系对护理人员的伦理要求有哪些?

第四章　临床护理伦理

重点:基础护理伦理、整体护理伦理及心理护理伦理要求。
难点:临床特殊科室护理伦理要求。

 学习目标

1. 知识目标
(1) 解释基础护理伦理、整体护理伦理及心理护理伦理的含义。
(2) 陈述基础护理伦理、整体护理伦理及心理护理的特点及伦理要求。
(3) 说出门诊、急诊和临床特殊科室护理伦理要求。
2. 能力目标
(1) 能运用临床护理伦理中的伦理规范指导、调整自己的行为。
(2) 学会运用临床护理伦理要求来解决临床工作中的相关伦理问题。
3. 素质目标
(1) 具有良好的职业素养和严谨的工作作风。
(2) 具有爱伤观念,以保证临床护理工作的顺利进行。

第一节　基础护理伦理

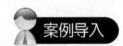 案例导入

【导学案例1】　某医院外科病房,护士徐某误将1床患者的青霉素注射给11床患者,而将11床患者的庆大霉素注射给1床患者。当她发现后,心理十分矛盾和紧张,并对11床患者进行严密观察而没有发现青霉素过敏反应。该护士原想隐瞒此事,但反复思虑后还是报告给护士长,同时做了自我检查。请思考:

(1) 护士徐某是否应该告诉患者真相?

(2) 请对护士徐某的行为进行伦理分析。

【导学案例2】　患儿李某,男,3岁。因误服10 mL沐浴露到某医院就诊,医生准备用25%硫酸镁20 mL导泻,但将口服误写成静脉注射。治疗护士王某拿到处方后心想:"25%硫酸镁能静脉注射吗?似乎不能,但又拿不准。"又想:"反正是医嘱,执行医嘱是护理人员的职责。"于是,将25%硫酸镁20 mL给患儿静脉注射,致使患儿死于高血镁所致的呼吸麻痹。请思考:

(1) 护士王某是否对患儿的死亡负有责任?请从护理伦理的角度进行分析。

（2）基础护理工作中,护理人员应该遵循哪些伦理规范?

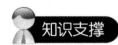知识支撑

　　基础护理是临床护理的重要组成部分,是护理人员日常工作的主体,直接为患者提供各种生活护理和技术服务,以满足患者基本的生活和治疗需要。在临床进行护理质量的评比中,基础护理工作占很大的比重,它的好坏,除了与护理人员具备的相关理论知识和技能紧密相关外,还与护理人员的思想道德境界有着密切关系。因此,护理人员从事基础护理工作,必须重视伦理道德修养。

一、基础护理的含义

　　基础护理是研究临床护理的基本理论、基本知识、基本技术和方法的一门学科。它是临床各科护理的共性基础,是护理学的一个重要组成部分。凡两个或以上专科所需要的护理理论与护理技术,都被列为基础护理的内容。基础护理的主要内容包括:提供安全、合适的治疗与康复环境;提供基本的个人卫生护理;保证足够的睡眠,维持合理的营养和正常的排泄;观察病情的动态,监测生命体征及做好各种护理记录;辅助检查和采集标本,执行药物及其他治疗;解除痛苦、不适和避免伤害,给患者以心理护理和咨询等。

二、基础护理的特点

　　1. 服务性　基础护理工作的服务范围很广,既复杂又具体,有很强的专业性、技术性。护理人员既要进行生命体征的测量、注射、导尿等一般性护理操作,又要承担直接照料患者的生活护理和心理护理工作,还要对病房的许多具体问题进行科学管理,工作任务繁重、艰巨,服务性很强。

　　2. 连续性　基础护理工作,由于其自身工作的特殊性,需要 24 h 连续进行,岗位时刻不离人,护理工作处于一个连续的、完整的循环过程中。通过对患者连续的观察和了解,时刻掌握患者的病情及心理的动态变化,从而有针对性地采取护理措施。

　　3. 信息性　护理人员在进行基础护理工作时,通过接触患者而保持对患者连续性的了解,掌握患者的病情和心理状态,从而获得病情的动态信息,作为制订治疗和护理措施的重要依据,有的信息是病情发生变化的征兆,对指导治疗、防止病情恶化乃至抢救生命都有着明显的积极作用。

　　4. 协调性　基础护理在为患者提供医疗、修养环境的同时,还要为基本的诊疗、医疗工作提供必要的物质条件和技术性协助。医护相互支持、密切配合、协调一致才能顺利地完成医疗任务。此外,护理人员之间、护患之间、护理人员与其他科室人员之间,也都有着频繁而直接的接触。因此,在基础护理工作中,护理人员必须具有整体的观念并负起协调的责任,而只有相互协调、彼此配合,护理质量才能得到保证。

5. 科学性　各项基础护理工作都有科学的理论基础,护理人员要运用基础医学理论和基础护理学知识来满足患者生理、心理、精神、社会、文化等各方面的需要。如果对基础护理的科学性重视不够,护理措施不当,可能会给患者带来伤害或无法挽回的后果。

三、基础护理的伦理要求

1. 热爱专业,乐于奉献　基础护理工作平凡、琐碎、繁重,加之社会群体的偏见,使某些护理人员不安心本职工作,患得患失,影响了基础护理工作的质量和护理职业的声誉。因此,护理人员必须提高对基础护理意义的认识,要认识到这是一项人道的、有价值的劳动。基础护理固然不像有的工作容易展示辉煌业绩,但是它可在细微之处对人类的健康做出贡献。护理人员应以高度的责任心把精力集中在本职工作上,通过自己的辛勤劳动,为推动基础护理的技术发展和提高理论水平做出不懈的努力,为减轻痛苦、促进患者康复做出贡献。

2. 坚守岗位,不辞辛苦　基础护理要一切服从患者的利益和工作的需要,护理人员对待工作不能拈轻怕重、挑拣班次,遇有危重患者或紧急情况,要做到不辞辛苦、日夜守护,直到患者情况好转。护理人员要坚守岗位,不可擅离职守,应加强病房的巡视,主动观察和询问病情,及时发现和解决问题,把握时机,进行健康宣教,本班工作不遗留,为下一班创造便利条件。

3. 严谨慎重,杜绝事故　基础护理要把保护患者的生命安全放在第一位,为他们安排舒适的环境,做好安全防护,保证患者的身心不受到任何伤害。为此,护理人员必须深入病房巡视,遵照护理工作科学性的特点,严格执行各项护理常规、操作规范,行为严谨,善于思考,密切观察病情变化,以高度的责任心审慎地对待每一项护理工作,防止和杜绝差错事故的发生。

4. 相互尊重,共同协作　基础护理工作信息性、协调性的特点,决定了护理人员与医生的联系十分密切。在工作中,护理人员与医生之间,应该相互尊重、理解、支持,密切配合,协调一致。不可强调护理工作的独立性而忽视医生的正确意见,但也不可过分依赖医生而被动地执行护理措施;护理人员与医生之间,应该以诚恳谦虚的态度、友好合作的精神互相尊重,使医护工作关系和谐,配合默契。同时护理人员之间也要紧密联系,保证工作的连续性和完整性。护理人员与其他科室的工作人员也要互相尊重,加强团队协作,以积极的态度共同商议,找出解决问题的办法。

第二节　整体护理伦理

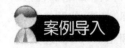

【导学案例 1】　护士李某在医生查房结束后为一位呼吸衰竭合并肾功能不全的患者做基础护理,刚忙完,一位年轻医生过来让她给患者微泵补钾,李某问医生:

"患者血钾多少?"医生说:"好像是3.4 mmol/L。"王某很奇怪,因为接班后她查看过患者最近的化验单,血钾不仅不低,而且略微偏高,当时她为了防止血钾继续上升,还特意确认了患者的用药中有没有含钾,现在怎么变成了低钾呢? 医生开好医嘱走了,李某再次查看了病历,还是没有看到医生的那张低钾化验单。于是,李某找到那位医生,问他结果是在哪儿看到的,怎么找不到! 于是医生翻了翻病历,也没找到。这时旁边另一位护士叫起来了:"我的患者低钾,怎么不用补钾吗?"这时,那位医生才恍然大悟:"不好意思,我记错了,是隔壁房间的患者要补钾。"请思考:

(1)护士李某的行为是否正确? 如果发生事故应该由谁承担责任?

(2)护理人员在工作中如何避免护理差错或护理事故的发生?

【导学案例2】 护士王某值夜班时,遇到一位复合外伤的无名氏患者。该患者因肝脏破裂导致失血性休克,做了肝脏修补术。患者术后麻醉未清醒,心率快,体温高,心率快可能为创伤和失血过多所致,可高热不退无法解释。王某遵医嘱给患者物理降温,给患者冷敷时,发现患者脖子有些粗。是创伤所致还是甲状腺肿大? 患者是有甲亢病史还是手术诱发了甲亢危象? 王某把这些疑问告诉了医生。医生认为王某的怀疑有道理,立即抽血急查甲状腺功能,结果显示各项指标都很高,患者甲亢病史明确。使用抗甲亢药物后2 h,患者的心率和体温恢复正常。第二天早晨,患者苏醒。医生对王某说:"多亏你观察病情仔细,不然等不到天亮患者就可能死于高代谢综合征。"请思考:

(1)案例中涉及了哪些护理伦理规范?

(2)整体护理工作中,护理人员应该遵循哪些伦理规范?

知识支撑

整体护理是现代护理理论指导下构建起来的全新的护理模式,包含着科学的、系统的、丰富的护理内容,是人类对自身、健康与疾病认识不断深化的必然结果,它标志着当代护理思想与观念的重大变革,丰富和完善了护理学的理论体系,同时也对护理人员提出了全方位的素质要求。探讨整体护理的伦理问题,有助于完善整体护理,发展护理科学。

一、整体护理的含义

整体护理是以患者为中心,以现代护理观念为指导,以护理程序为框架和核心,将护理临床业务和护理管理的各个环节系统化的一种护理工作模式。

整体护理中的"整体"可以从如下三个方面解释:一是强调人的整体性,整体护理以开放性整体为思考框架,将护理对象视为生物的、心理的、社会的、文化的、发展的人,强调人与环境的相互影响;二是强调护理工作的整体性,整体护理要求为护理对象提供全方位的护理,包括生理、心理、社会等各方面,同时考虑到人生长发育的不同阶段和不同层次的需要;三是强调护理专业的整体性,护理是由一些相互联系和相互作用的要素组成的一个统一的整体,临床护理、社区护理、护理教育、护理管理、护理研究等各个环节,以及护理人员之间、护理人员与护理对象之间、护理人员与其他医务、医技人员之间都应紧密联系,协调一致,以使护理真正成为系统化、科学化的专业。

整体护理包含以下内容:一是确立护理理念,并把护理理念作为护理职业特有的指导思想的行为方针;二是确立为服务对象解决健康问题的护理目标;三是护理工作以护理程序为框架和基础,其中的核心是护理诊断;四是制订护理职责,考评护理人员的专业行为;五是建立护理品质保证系统;六是建立合理的护理人员组织结构;七是制订标准的护理计划、标准教育计划和各种护理表格,保证护理工作的规范化、科学化和标准化。

二、整体护理的特点

1. 整体性 整体护理以人为中心,以护理程序为框架,以新的护理理论为基础,它要求每一个护理人员都要以患者为中心,对患者全面负责,围绕这个中心,实施整体连续的护理工作。

2. 全面性 整体护理以人的健康为目的,而人是一个生理、心理、精神、文化、社会各个层面的综合体,其健康是指一个人生理、心理、精神、文化、社会的动态平衡。护理的目的是诊断和处理人类现存的或潜在的健康问题,并自始至终贯彻于人的整个生命过程。所以护理人员必须对患者全面负责。

3. 专业性 整体护理模式下,护理人员应针对各种护理问题制订出标准护理计划,护理人员需要运用护理程序(包括评估、诊断、计划、实施、评价五个步骤)来解决患者的健康问题。这就突出了现代护理专业的独立性。

4. 协作性 整体护理模式下,护理人员在运用护理程序的过程中,需要随时与患者、家属、医生及其他医务人员交流和协作,共同为恢复和促进护理对象的健康而服务。

5. 针对性 护理人员需要运用评判性思维,根据护理对象的健康问题及特殊需求,有针对性地解决问题。

三、整体护理的伦理要求

1. 承担责任,高度自觉 制订和说明并自觉履行护理职责是整体护理工作的重要内容,也是整体护理工作取得成功的关键环节之一。临床护理人员的护理职责有一系列内容,如:收集、整理分析和记录患者的资料,完成对病史的综合分析;对病情进行连续、准确的观察并进行处理;提出正确的护理诊断;制订合理的护理计划并执行护理措施;遵医嘱实施治疗,给予药物并监测用药效果及副反应;按教育计划进行健康教育;进行护理效果的评价;及时书写护理记录等。这些都需要护理人员自觉地承担责任,承担责任、高度自觉是护理人员搞好整体护理工作的首要道德条件。

2. 细心分析,独立思考 整体护理确定了护理专业的价值观和专业信念,规定了护理的业务范围和护理职责,赋予了护理人员护理专业任务,提供了护理人员解决人的健康问题的工作方法,促使护理专业走向独立。整体护理是不断进行评估和评价的过程。因此,护理工作要真正独立,还需要护理人员开动脑筋,善于思考,独立主动地面对问题、解决问题。例如,整体护理要求护理人员做不同于医疗诊断的护理诊断,它是护理程序的关键步骤,直接关系到护理计划的制订和护理措施的实施。护理人员做出准确、恰当的护理诊断,既要对主观资料和客观资料进行分析、综合,做出临床判断,又要求其所涉及的问题必须是护理措施所能解决的,这就需要护理人员细心分析、独立思考。

3. 刻苦钻研,积极进取 整体护理对护理人员的素质提出了新的要求,护理人员除了在政治觉悟、思想作风、职业道德、身心健康等方面应该达到高要求、高标准外,在基本业务上要达到:具有规范的基础护理和各科护理的基本操作技能;具有对常见病、多发病病情的观察能力,能应用护理程序收集患者资料、分析和诊断一般健康问题、制订护理措施、实施身心整体护理;具有对常用药物疗效和反应的观察监护能力;具有对危重患者的应急处理能力和配合抢救能力;能运用预防保健知识,按照人的基本需要和生命发展不同阶段的健康需要,向个体、家庭、社区提供整体护理和保障服务,并能进行健康教育;具有较好的人际沟通能力和协作能力;具有较扎实的英语基础和英语会话、阅读能力;具有较好的管理能力、计算机操作能力和较强的自学能力等。护理人员要具备上述素质和能力就必须刻苦钻研、积极进取,既要掌握临床护理知识,又要掌握伦理学、管理学、心理学、社会学等人文社会科学知识;既要具备娴熟的护理技能,又要具备良好的语言表达能力、准确的思维判断能力、有效和娴熟的人际交往能力、高雅的个人修养;既要为患者提供优质的护理服务,又要积极开展社区卫生服务,为社会人群提供保健护理服务。

第三节 心理护理伦理

案例导入

【导学案例1】 患者李某,女,48岁,因与丈夫争吵后服用敌敌畏收治入院。丈夫在其住院期间只探视过一次,一直声称工作忙碌,没有时间陪伴患者。责任护士张某发现患者少言寡语,长时间静坐,时而哭泣,不愿意配合医护人员,甚至经常无端发脾气。通过沟通发现,患者因怀疑丈夫有外遇而服药,害怕被丈夫遗弃,甚至产生了自杀的念头。在了解了这一情况后,张某根据患者情况,立即制订了心理护理措施,并积极与其丈夫及家人沟通协调,最后解决了患者的心理问题。经过一段时间的共同努力,患者康复出院。请思考:

作为责任护士,张某的行为符合哪些护理伦理规范?

【导学案例2】 患者周某,女,35岁,在某医院妇产科就诊,医生问周某:"你怎么不舒服?"周某回答:"我没有什么不舒服。"然后,看了看周围的患者,接着小声说:"厂医务室在普查时说我可能得了性病,让我到医院检查和治疗。"医生又问:"你怎么得上了性病?"周某回答:"我也不知道,我向来是个规矩人!"医生冷笑着

说:"不知道?好吧,上床检查检查看。"围观的患者都笑了,而周某满脸通红地上床接受检查。请思考:

(1) 医生的言行违反了哪些心理护理伦理要求?

(2) 患者有哪些心理需要?护理人员应该遵循哪些心理护理伦理要求?

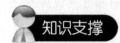

随着医学模式的转变,人们愈加深刻地认识到心理因素与疾病的关系。紧张、不愉快的情绪,容易造成不良的心理刺激,影响中枢神经系统,使内分泌系统功能紊乱,并降低免疫系统的功能,从而引起心身疾病。心理因素既可以致病也可以治病。因此,研究患者心理需要和心理问题,探讨心理护理伦理,是我们面临的一个重要课题。

一、心理护理的含义

心理护理是以心理学的理论为指导,以良好的人际关系为基础,运用心理学的方法,通过语言和非语言的沟通改变护理对象不良的心理状态和行为,促进康复或保持健康的护理过程。心理护理的目的就在于根据人的心理活动的发生、发展与变化,探索和掌握患者的心理规律,在治疗和护理中实施有效的心理护理,使患者配合治疗,以利于疾病的康复。

二、心理护理的特点

1. 广泛性与复杂性 医护人员与患者接触的每个阶段、每样事物和任何护理操作,都包含着心理护理的内容,它随时都对患者心理产生影响。患者从入院到出院,其心理活动无时不在护理人员的影响下发生,且这种影响过程是复杂的。

2. 个体性与深刻性 个体性即根据患者的特点,掌握每例患者的需要,并给予恰当的帮助。深刻性在于从患者外显的行为来探究心理活动比较困难,需要通过观察、分析、综合推理、判断等思维过程,其难度较躯体护理大得多,因此心理护理具有深刻的意义。

3. 心身统一性与心理能动性 人是心理和躯体的统一整体,从疾病的因果关系讲,心理因素可引起躯体生理性疾病,反过来躯体疾病可促使其产生不同的心理问题,二者相互影响。同时,人对客观事物的反应是一个主观能动的过程,做好心理护理可使患者得到安抚和激励,在情绪上由焦虑、不安变为安定,在意志上由懦弱变得坚强,在治疗态度上由被动变为主动,其结果是患者更好地配合治疗。

4. 不可测量性与技术无止境性 心理护理依靠护理人员的信念、意志、力量而发挥作用,从而给患者以实际的感受,因此它是不可测量、无价的。同时,心理护理的内容十分丰富,其技术随社会的发展而不断更新,它的知识和技术是无止境的。

三、患者的心理需要

1. 希望被认识、被尊重 护理人员帮助患者感受到自己是有价值的、是被重视的、是可尊敬的是非常重要的事情。护理人员要保守患者的秘密,尊重患者的个性,从而让患者得到被人尊重的感受。

2. 希望被关心、被理解 当一个人患病时,希望得到别人理解的愿望要比健康时更强烈。护理人员要给患者以更多的理解和帮助,使患者感受到医务人员、亲人、朋友对他的理解、关心和照顾,使他感到安全,有所归属,能以良好的心理状态接受治疗和护理。

3. 希望获取与其健康有关的信息 如:病情、诊断、治疗的信息;治疗护理的安排;病情的发展、预后的信息;有关医院的规章制度等。护理人员应让患者充分知情,以增强其治疗和战胜疾病的信心,更好地配合治疗、护理工作。

4. 希望享有轻松的气氛 医院与病房环境直接影响着患者疾病的康复。患者希望病房空气清新、窗明几净、没有噪声、清洁卫生、人际关系融洽。护理人员应根据病房的条件、患者的具体情况,安排适当的活动,组织一些适宜的文化娱乐活动,营造病房轻松融洽的气氛,陶冶患者的情操,增强患者战胜疾病的信心。

四、心理护理任务

(1)建立信任安全感,营造支持性气氛。护理人员在心理沟通中起主导作用,有效的沟通不仅可以获取患者完整、真实的心理信息资料,还可以在沟通过程中使患者体验到友好、尊重、融洽的情感,有助于减轻患者的紧张、恐惧心理,使之保持稳定情绪,有利于患者更坦率、真实地表达自己的情感、观点,促进良好护患关系的建立。

(2)调动患者的主观能动性,树立其战胜疾病的信心。

(3)帮助患者适应医院环境和各种人际关系,使之在最佳的心理状态下接受治疗和护理。

(4)避免不良情绪的刺激,改变患者的一些不良行为,创造良好的医院及病房环境,促进疾病康复,尤其是心身疾病的治疗。

五、心理护理的伦理要求

1. 高度同情,调节心理 护理人员应以高度的同情心对待每一位患者,在各项临床护理中都应想到患者的心理需求,帮助患者解决心理问题,以减轻或消除患者的痛苦,建立起有利于治疗和健康的最佳心理状态。针对某些患者的具体心理问题开展多样的心理护理活动,如:对于孤独感较强的患者,护理人员尽量不要将其安排在单人病室,并鼓励其多与其他患者接触、交谈;对于猜疑心理较重的患者,护理人员在巡视、查房时尽量不要当着患者的面与他人低声细语,同时针对患者的猜疑心要耐心解释,并以谨慎的态度进行各种护理处置等。

2. 高度负责,满足需求 高度的责任心是做好心理护理的关键。人患病后,都会有不同的心理需求,心理需求的满足与否对于患者的诊治和康复至关重要。因此,在心理护理过程中,护理人员不仅仅要遵循护理常规、各种操作规程、医院的规章制度,而且还要能准确、全面地了解每一位患者的心理特点,根据具体情况满足患者对护理的心理需求,帮助患者克服困难、战胜疾病。如:对于老年患者,护理人员应多体谅和关心,耐心诚恳地解释并回答各种问题;对于少儿患者,护理人员应态度和蔼、表情亲切、说话温柔,经常抚摸和搂抱患儿,与患儿建立良好的感情;对于女性患者,护理人员在操作过程中,应维护他们的尊严,保护其隐私;对于收入少、经济负担重的患者,护理人员应与医生配合,尽量节约费用而又不影响疾病的诊治。

3. 以诚相待,取得信任　人与人之间真诚相待、相互信任是进行心理护理的基础和前提,患者信任护理人员,把困扰自己的心理问题,包括自己的秘密和隐私倾诉出来,这些秘密和隐私有时甚至连患者的配偶、父母都不知情。因此,护理人员也应以高度的诚信感,为患者保守秘密和隐私,这本身也是患者的心理需要。但是,如果护理人员发现患者有伤害自己或他人的意图时,在患者不知情的情况下,可以转告他人及家人,以对患者或他人的安全负责,对此,患者往往也是能够理解的。反之,护理人员不顾患者的感受,到处张扬或传播患者的隐私和秘密,将会失去患者对护理人员的信任,不但心理护理难以进行,而且要负道德甚至法律责任。

4. 忠于事业,热爱护理　心理护理是一项复杂而困难重重的工作,护理人员只有具有高度的事业心,热爱并忠诚于护理事业,具有高尚的道德情操,才能一心扑在工作上,刻苦钻研心理护理科学,胜任这一项工作。

第四节　门诊与急诊护理伦理

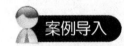

【导学案例1】　内科医生给患者开了 5‰葡萄糖溶液 250 mL＋KCl 15 mL iv gtt 的医嘱到门诊输液室输液。当护理人员给患者输液时,一看医嘱,说:"我做护士这么长时间,250 mL 溶液中从没加过 15 mL 钾,肯定是医生开错了,你去问一下。"患者不高兴了,说:"这是你们医生和护士内部的事,你拿不准,应该自己去问,凭什么要我去问。你这是什么态度,我要去投诉。"说完,怒气冲冲地走了。请思考:

(1) 护士让患者自己去问医生,这种做法对不对?

(2) 如果你是这位护士,打算如何解决此问题?

【导学案例2】　大学生小李因参加救火受伤,出现喉头水肿、呼吸困难而到某医院急诊科就诊。当时,值班医生因家中有急事而回家处理,值班护士急忙打电话给值班医生,值班医生说马上处理完就返回医院,让值班护士先给患者进行处理。值班护士想给患者吸氧,但发现氧气瓶阀门无法打开,只能到别的科室去借,此时患者已经十分危险,等到氧气瓶借到,值班医生赶回,患者已经停止了呼吸。请思考:

NOTE

（1）案例中，医务人员的行为违反了哪些急诊护理伦理要求？

（2）作为医务工作者，我们应该树立怎样的急诊护理伦理思想？

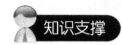 知识支撑

门诊护理工作既是患者接受医院服务的开端，也是患者了解并对医院形成印象的窗口。患者对医院、医务人员的认识往往是从门诊工作开始的，其服务态度的好坏、护理质量的高低，将直接影响到医院整体的工作及管理水平，同时也直接关系到患者的安危。急诊室是医院抢救突发、危重、紧急患者的重要场所。急诊护理的工作目的是在创伤、疾病发生后的最短时间内实施救护，以达到抢救生命、降低伤害程度的目的。因此，护理人员应掌握门、急诊护理的特点，努力提高门、急诊护理工作的质量和服务水平。

一、门诊护理伦理

（一）门诊护理的特点

1. 岗位多、工作杂 门诊护理工作主要涉及咨询服务、导医服务、挂号、抽血、注射、健康咨询、手术护理、门诊治疗、体格检查、急救等，同时还包括检诊室及各分区管理、卫生清洁及门诊与住院部各科室之间的协调工作。因此，门诊护理工作岗位多，工作复杂。

2. 诊室多、医生变换快 门诊诊室几乎涉及所有临床科室，各科室派出的门诊医生流动变换较快。因此，门诊护理工作的重点是要落实到提高质量上，通过各种管理措施，改善实施条件、合理布局、更新设备、利用信息网络技术等提高工作效率，克服不利因素，努力提高护理人员的素质，改善门诊服务质量。

3. 患者数量多、人群杂、病种多 门诊患者就诊时间集中、病种繁杂、病情各异，大型综合医院门诊一般每天要接待社会各方面、不同阶层的患者万人以上，门诊患者数量与护理人员数量之间存在矛盾，护理质量得不到保证。

4. 诊疗环节多、护患矛盾多 患者挂号、候诊、就诊，到医院提供检诊、分诊、诊断、检验、放射、注射、治疗、取药等是一连串的且由多个环节组成的流程，其中任何一个环节的障碍都可给患者带来不便。在待诊时容易出现焦虑、急躁等心理，加之患者比较敏感，如果护理人员语言生硬、态度冷淡、安排就诊不当等，很容易产生护患矛盾，从而影响正常工作的进行。

（二）门诊护理的伦理要求

1. 热情接待，主动服务 门诊患者带着疾病的痛苦，心理紧张、恐惧和焦虑。加上对医院环境、规章制度的不熟悉，以及人群的拥挤、环境的嘈杂，更加重了患者的心理负担。但尽管患者的病种、病情各异，他们渴望得到医护人员的热情帮助和尽快解决病痛的心理需求是共同的。因此，护理人员应做到，尊重每位患者，接待要热心，态度要热情，耐心细致地回答患者的询问，主动介绍医院相关环境、有关制度和规定，尽量减轻患者就诊时的生疏感和来回奔波的疲惫感，缓解患者的紧张情绪。

2. 技术扎实，严谨求实　以患者为中心的整体护理，要求护理人员具备扎实的理论知识和护理操作技能。门诊护理的工作对象是心理特征不同、病情病种各异的患者，更要求护理人员有广博扎实的护理知识和全面娴熟的操作技能。门诊护理人员要严格遵循各项规章制度，做到作风严谨求实，坚持一切治疗、护理的科学性，保证患者的生命安全。

3. 尊重患者，团队协作　尊重患者，表现为尊重患者的人格、尊重患者的权利和尊重患者的生命价值。尊重患者，还表现为体贴患者的心情、照顾患者的心理，如对意外受伤后的痛苦、无助，肿瘤患者的悲观，濒危患者的绝望，护理人员都应给予体恤和安慰。在工作中，只有尊重、体贴患者，一切从患者的利益出发才能形成和谐的护患关系。门诊护理工作繁多，护理人员之间应互相尊重、互相信任、互相合作。临床经验丰富、有能力的护理人员要主动帮助、培养年轻护理人员，逐步提高其工作能力；年轻护理人员要尊重年长者，工作中勤快肯干，生活中互相帮助。医生和护理人员应互相尊重、互相支持、合作分工，护理人员应尊重医生，维护医生的威信。

4. 美化环境，心情愉悦　门诊患者多、数量大，由于种种原因，患者往往不能及时就医，因而在就诊时产生焦虑、急躁的心理，而优美、安静的门诊环境，可以使患者、医务人员产生一种舒适、愉快的心理效应，有利于平缓心情，提高工作效率和治疗效果。

二、急诊护理伦理

（一）急诊护理的特点

现今社会生活节奏加快、各种意外事故明显增加，如各种外伤、急腹症、高热、昏迷或短时间内就可能出现生命危险者，人们迫切需要高质量、高效率、服务好的急救工作。因此，急诊护理有别于一般护理，其特点如下。

1. 随性机强，时刻准备　急诊患者发病突然，因而就诊时间、人数、病种、病情危重程度都难以预料，具有很大的随机性。急诊护理人员常处于"备战"状态，应随时做好思想、器材、药品等方面的准备，以便在最短的时间内，以最快的速度、最有效的措施抢救患者的生命，为进一步治疗争取时间。

2. 时间性强，全力以赴　急诊之所急，主要体现在患者发病急和抢救患者生命的急切。患者情况复杂、变化迅速，而且有些患者意识模糊或丧失，患者或他人不能提供详细病史，有时也不能按照常规，按部就班地进行体格检查，只能重点询问和重点检查后立即投入抢救。因此，护理人员应灵活、镇定地应用自己的经验密切配合医生、密切与家属联系并全力以赴，以免贻误最佳抢救时机。

3. 主动性强，密切配合　急诊中有的疾病属于疑难杂症，如多发伤、多器官功能障碍综合征，这些情况需要多学科、多专业医务人员的协同抢救。急诊护理人员要有敏锐的观察能力，根据患者的病情及时通知有关科室的医生进行诊治和抢救。

（二）急症护理的伦理要求

1. 急患者之所急　急诊患者病情紧急、变化迅速，抢救工作是否及时往往是成功与否的关键。急诊护理人员要牢固树立"时间就是生命""速度就是关键"的观念,突出一个"急"字,做到急患者之所急、急事急办,尽量缩短从接诊到抢救的时间,开启急诊绿色通道,以冷静、敏捷、果断的作风,及时、准确地实施各种抢救措施。由于急诊患者多为遭受意外伤害或由于病情突然恶化,患者及家属均无足够的思想准备,容易惊慌失措,态度上不冷静,有时会对护理人员提出无理要求,甚至无端指责、发生肢体冲突。面对这种情况,急诊护理人员要具备急患者之所急的情感,体贴患者及家属的痛苦,热情接待,多用安慰、鼓励的语言,稳定患者的情绪。

2. 高度负责 急诊患者具有急、重、杂、难的特点,抢救急诊患者往往要冒一定的风险,承担一定的责任。护理人员要明确肩负的责任和使命,以患者的生命为重,要有"一切为了患者,为了患者的一切"的使命感,只要有百分之一的希望,也要做百分之百的努力。同时,急诊护理人员要从社会公益出发,对可疑患者或有疑问的患者,要公正地反映病情,不可为自己的私利而做出违背良心、违背职业道德的行为;对危重和无家属陪伴的患者,要恪守慎独精神,耐心、周到地提供服务,积极参与抢救工作,密切观察病情变化。

3. 尊重生命 挽救患者的生命、促进患者康复是护理人员义不容辞的责任。急诊患者不仅病情复杂,而且就诊原因、患者身份等情况也各不相同,护理人员要公平对待,不能歧视、挖苦讽刺和推诿他们,要一视同仁地履行人道主义职责。视患者病情的轻、重、缓、急给予适当的处理。

4. 密切配合 急诊患者病情复杂,并发展迅速,要求护理人员有敏锐的观察能力,对病情的变化做出预见,并及时给予适当处理。对于重症患者,在医生到来之前,护理人员应根据病情,不失时机地给予吸氧,保持呼吸道畅通,进行止血、观察并记录生命体征,争分夺秒,为抢救患者赢得宝贵时间。急诊患者的抢救往往需要多科室的医务人员相互合作、共同完成。所有参加抢救的医生、护理人员、麻醉师和其他医技人员都要密切配合、相互理解、互相支持,共同担负起抢救患者的责任。

第五节 临床特殊科室护理伦理

案例导入

【导学案例1】 一位手术患者术中由于大量出血,医生医嘱输血,家属从血库取来血液,输血前护理人员未经核对就直接给患者输上了,在患者输了约 30 mL 血液后发现输错。患者是 AB 型血,而输入的是 B 型血。原来 B 型血是为另一位骨科患者准备的,血库发错了血液,但由于 AB 型血的人是"万能"受血者,患者未出现不良后果。请思考:

(1) 你认为输错血的责任应该由谁承担?家属、血库工作人员还是护理人员?

(2) 护理人员在执行医嘱过程中应该遵循哪些伦理规范?

【导学案例2】 小林因为一次交通意外,住进一家市级综合医院的 ICU(重症监护室),经抢救后病情稍有稳定。就在他住进 ICU 的第三天晚上,同病房的另一位患者经抢救无效宣告死亡,死者家属聚在病房哭成一片,受哭声的刺激,小林突然从床上爬起来又躺下,眼睛睁得老大再也闭不上。虽然医护人员竭力抢救,但还是医治无效去世了。小林家属认为,患者的死亡是受哭声刺激和病情发生异常后当班医护人员未及时处置所致,医院应承担医疗责任。家属和医院多次协商后未达成协议,于是一纸诉状将医院告上法庭。后经法庭审判,院方对小陈的死亡承担25%的责任。请思考:

(1) 医院对患者的死亡是否应该承担责任?试进行伦理分析。

(2) 若你是 ICU 的护士,遇到上述情况会如何处理?

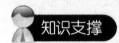

特殊护理是指对患有各种特殊疾病的特殊人群进行的护理工作。2010 年卫生部在全国范围内开展"优质护理服务示范工程"活动,要求护理人员将"以患者为中心"的护理理念和人文关怀融入对患者的护理服务中,根据患者需求,提供全程化、无缝隙护理,促进护理工作更加贴近患者、贴近临床、贴近社会。面对不同的特殊患者群体,护理人员应充分考虑他们的特殊性,如患者神志不清、合作困难,身体和心理变化多端、难以掌握,病情复杂、护理困难等,因此要求护理人员能有针对性地做好护理工作,履行基础护理、病情观察、治疗、沟通和健康指导等护理职责,并能够及时与医生沟通。

一、妇幼护理伦理

(一)妇产科患者护理伦理要求

妇科患者病变部位多在生殖系统;妇科肿瘤的患者会担心自己女性特征的变化;不育症、性传播疾病、未婚怀孕、月经不调等病症患者多有难以启齿的心理;即将临产的妇女会有担心胎儿畸形、难产、疼痛等恐惧心理;产妇待产的紧张、产后的疲惫使她们自理能力下降;妊娠、分娩并发症多,同时还要兼顾到并发症对胎儿、新生儿的影响。因此,妇产科护理对象特殊,往往涉及两代人的安全问题,从事妇产科护理的人员应重视护理伦理要求。

1. 热爱生命,尊重人格 由于病变部位特殊,部分妇女出于羞涩心理拒绝就诊而延误诊断与治疗,护理人员要尊重患者的人格,耐心解释妇科检查的必要性和科学性,引导患者配合必要的检查和治疗,提高健康意识和保护生命。

2. 冷静果断,精益求精 围生期患者危险系数大、病死率高,护理人员要本着对患者负责、对社会负责的态度,一旦发生紧急情况,要果断地进行抢救,切不可怕担风险而犹豫拖延,以致造成不可挽回的严重后果。护理人员要加强业务学习,及时总结经验、教训,精益求精,不断提高对护理中潜在问题的预见性,防患于未然,不断提高业务水平。

3. 关爱理解,尊重保护 护理人员要同情、理解患者的紧张和顾虑,主动沟通解释,帮助患者消除顾虑;要尊重患者的权益和人格尊严,保护患者的隐私;妇科检查时要态度严肃、操作轻柔,尽量缩小暴露范围,检查时要与外界隔绝,不得在人多或无遮拦的地方进行检查。护理工作中不应过多询问涉及患者隐私的问题,更要对患者吐露的隐情保密,尊重患者的人身权利和人格尊严。

4. 健康宣教,保障权益 我国人口众多,文化教育相对落后,妇女保健、计划生育知识普及不够,这就要求护理人员在护理工作中要不断学习,升华相关知识,准确理解并严格执行国家的相关法律法规。

（二）儿科患者护理伦理要求

儿科的服务对象是从新生儿到 14 岁的患者。患儿缺乏正常的语言表达能力、理解力和行为能力,也缺乏正常的自我保护能力,易发生坠床、意外、自伤等护理不良事件,不稳定因素多,病情发展变化快,急性感染时还常常伴随有暴发性疾病,甚至发展为猝死,给护理工作提出了更高的要求。护理人员应细致观察、协助医生正确诊断,采取积极有效的措施,促进患儿的康复并预防并发症的发生。

1. 工作认真严谨 儿科患者起病急、变化快,婴幼儿无自述及生活自理能力,往往不配合护理工作,这就要求护理人员工作要认真仔细、严格要求自我。而对有一定理解能力的患儿要正面引导,使患儿在治疗疾病的同时养成良好的品质,尽到治病育人的责任。

2. 尊重理解家长 我国多数家庭一对夫妻只生一个孩子,患儿家长担心孩子的治疗及预后,往往会反复询问孩子病情等,护理人员要站在家长的角度关心、体贴患儿,充分尊重、理解家长,减轻患儿的痛苦,促进患儿的康复,取得家长的信任和配合。

3. 关爱了解患儿 护理人员要以慈母之心,细心了解和观察患儿的饮食起居、性格爱好。护理人员要语言和蔼、面容亲切,逐渐和患儿建立亲密友好的关系,使之能够配合检查、治疗及护理,对有残疾或有生理缺陷的患儿绝不能歧视,避免伤害其自尊心。

二、老年护理伦理

人口老龄化、老龄健康问题已成为我国面临的重大问题。老年人生理功能日趋衰退,行动不便,生活自理能力差,患病率高,病种繁复,恢复缓慢;对药物耐受性差,易出现不良反应;感知觉减退,记忆力减退,听力下降,往往主诉病情不确切,回答问题不清楚;有的老人患有痴呆症、认知障碍;有的顾虑重重,有的喋喋不休,甚至乱发脾气,对医护人员要求多、询问多、质疑多。老年患者的这些特点使得诊疗护理任务繁重,工作强度大,心理护理困难,对护理人员的业务水平、思想道德素质提出了较高的要求。老年护理伦理要求体现在如下方面。

1. 理解关怀,尊重保护 老年患者身体组织、器官功能减退引起机体衰老,而且心理功能、精神活动及人格特征均产生相应变化。有的固执己见,事事以自我为中心,要求特殊照顾;有的喋喋不休,经常反复探问自己的病因、病情及治疗的安全性;有的自恃阅历丰厚,甚至刚愎自用,怀疑诊疗的准确性,甚至乱发脾气等。此时,护理人员要充分理解老年人的特点,宽容和忍让他们,耐心倾听,细致回答,不厌其烦,使他们感到舒适、安全,感受到亲人般的关怀和家的温暖。要尊重、理解老年患者特有的生活方式和习惯,尽量满足他们的合理要求,不厌其烦地引导他们克服不良的饮食和个人卫生习惯,特别要告知其预防跌倒、坠床、压疮、误吸、错误服药等护理不良事件的发生。

2. 严谨审慎,一丝不苟　老年患者多病共存,以慢性病居多,其起病缓慢、无明显症状,难以确定起病时间;随着病情反复,对各个器官功能的损害逐渐加重,一旦机体受到各种诱因刺激,病情变化迅速,很容易恶化;由于老年人对疾病的反应不敏感或反应性降低,即使老年人与中年人患同一种疾病,其临床表现也不尽相同,可能无任何症状或表现出一系列非特异性症状,发病方式独特,导致临床无法依据症状表现来判断是何种疾病,容易造成误诊或漏诊。因此,护理人员对待老年患者要高度负责,一丝不苟,全面细致地了解患者的生理、心理情况,不放过任何疑点和细微变化,严密监测,精心护理,要以科学的态度和高度负责的精神审慎地做好护理工作。

3. 热情交流,沟通心灵　多种疾病的折磨使老年患者的悲哀感与日俱增,社会角色变化的巨大反差很容易引起他们的心理变化,如感到孤独、忧郁、无所适从。他们有的沉默寡言、神色凝重,有的情绪激动、唠唠叨叨,有的冷漠尖酸、刁蛮挑剔。对于这种心理,护理人员要主动热情地与他们聊天、谈心,充分了解患者的内心想法,帮助他们减轻焦虑、恐惧心理,消除他们的不愉快心情;耐心倾听患者的心声,尽量满足他们的合理要求,为他们排忧解难;努力使患者在亲切、舒适、安全的氛围中治疗、康复。

三、手术护理伦理

手术是临床上经常使用的重要治疗手段和有效措施。相对于保守治疗而言,具有疗效迅速、彻底、不易复发的优点,但作为一种侵入性的治疗手段,有损伤性、危险性、不可逆性等特点,一旦发生意外,就会给患者造成不可挽回的损失,甚至威胁生命。手术护理则是对患者生理和心理护理综合运用的过程。护理人员作为手术室医务人员中的一员,做好手术护理将会减轻患者的心理负担,提高医疗效果,促进患者早日康复。根据术前、术中、术后三个阶段的护理特点,护理人员应遵循以下伦理要求。

(一)术前护理伦理要求

1. 关心患者,加强心理护理　患者在手术前,会出现种种生理、心理的变化,他们既希望尽早手术,去除身体上的病痛,又害怕手术带来伤害和疼痛,担心手术的效果不理想。对于出现焦虑和恐惧的患者,护理人员应设身处地地为他们着想,主动关心、体谅患者,耐心回答患者提出的问题,消除患者的紧张感。通过充分的沟通与了解,使患者以最佳的身心状态接受手术。

2. 知情同意,手术手续完备　医疗机构在为患者施行手术时有向患者或其家属解释说明的义务,护理人员要协助医生做好患者的知情同意工作,患者或其家属有权了解病情及手术目的、过程和风险性,有权决定是否同意手术的实施,而自己有向其详细告知的义务。

3. 术前准备,工作认真仔细 护理人员在执行术前准备时,应严格遵守规章制度,周密细致、认真负责,不要疏漏或返工,保证手术能顺利进行。在执行中,注意事先对患者做好整个术前护理计划的解释和说明,防止患者出现恐惧心理。

4. 优化环境,协调多方关系 为患者安排一个安静、整洁、舒适的术前环境,是确保手术顺利的首要条件。协调好医、护、患之间的关系,使患者以愉快、稳定的情绪和乐观的态度迎接手术。

(二)术中护理伦理要求

手术中的护理是指手术开始到手术结束全过程的护理,患者此时的焦虑和恐惧程度可能会达到最高峰,护理人员应当格外关心和体贴患者。

1. 关心患者,体贴入微 患者进入手术室,通常比较紧张和恐惧,护理人员应当陪伴在患者身边,让患者感受到护理人员的关心和照顾。同时,可向患者简单介绍环境和手术设备,协助患者接受医生和麻醉师的术前指导,强调术中的配合和注意事项。在采取一些护理措施时,应该耐心向患者解释清楚,以取得患者的配合与理解。手术时密切观察患者的情况,患者提出的合理要求应尽量给予满足。

2. 态度严谨,作风严谨 在手术中,参与手术的医务人员要始终保持态度严谨,全神贯注,要避免谈论与手术无关的问题,不要随便议论病情或窃窃私语,以保持手术室的严肃与安静。在手术过程中一旦出现病情变化或发生意外,也应当保持镇定,积极主动地帮助解决问题,避免惊慌失措。

3. 精诚团结,密切协作 手术是手术医生、麻醉师、器械护理人员、巡回护理人员等人员的综合技术活动,手术成功是集体协作的结晶。护理人员要以患者的利益为重,一切服从手术的全局需要,与其他医务人员互相支持、互相尊重、互相理解。

4. 关心家属,耐心解释 患者家属往往对手术进展十分关注,急于了解,这是人之常情。护理人员应当充分理解其心情,及时通知手术进展,耐心回答家属提出的问题,解除他们的担忧与不安。但对家属提出的违背技术常规的要求,护理人员应当给予拒绝并进行解释,争取得到家属的理解与支持。

(三)术后护理伦理要求

手术结束并不代表手术治疗的终结,护理任务仍然非常繁重。

1. 严密观察,及时处理 护理人员在患者手术结束前就应做好术后护理准备,并备齐必要的仪器、器械、药品等。手术结束后,患者从完全丧失行为能力的麻醉中逐步恢复,护理人员要从全面支持患者的生活护理开始,完成患者的基础护理。同时,应重点了解患者手术的经过,不断监测患者的生命体征,评估患者的情况。同时,要准确执行术后医嘱,严密观察患者,特别是有无呼吸道分泌物梗阻、窒息,有无休克、内出血的潜在可能,遇到紧急情况应机智果断处理,切勿惊慌失措,更不可消极等待医生进行处理,在力所能及的情况下,争取时间,为抢救患者赢得时间。

2. 预防意外,勤于护理 手术后,尤其在麻醉复苏期,患者常会出现躁动、幻觉、意识不清等表现,常会不自觉地拔除氧气导管、胃管、输液管等,护理人员应对患者进行保护性约束,双手进行功能性的固定。一旦躁动发生,应明确原因,去除诱因,耐心解释及安慰患者,避免意外事故的发生,护理人员应理解和体察患者的痛苦,精心护理,从每个具体操作环节来减轻患者的疼痛,如及时镇痛、触摸患者、帮助患者翻身。术后患者由于生理上的不适,容易产生焦虑、忧郁等心理不良情绪,护理人员应对患者耐心解释,讲述术后康复的注意事项。认真细致的护理观察、恰当的护理措施是保证手术成功的重要举措。

四、急危重症患者的护理伦理

急危重症患者是指病情严重、随时可能发生生命危险的患者。患者"危、急、险、重",抢救危重患者是一场争分夺秒的战斗。急危重症患者的护理工作内容庞杂、具体、技术性强,大部分工作是护理人员在无人监督的情况下完成的。作为一名急危重症护理人员,不仅要掌握临床知识和基本技能,更要有良好的伦理道德修养。具体护理伦理要求如下。

1. 提高警惕,反应迅速 急危重症患者病情复杂多变,危险情况时有发生。护理人员必须具备敏锐的观察力,严阵以待,细心观察,了解患者细微的心理和生理变化,对病情做出及时、准确的判断。一旦发现新情况,要果断采取护理救助措施,及时向医生报告,赢得抢救和治疗的时机,防止病情进一步恶化,工作中时刻保持警觉性。

2. 不惧风险,慎独稳定 急危重症患者病情变化快,护理人员首先要头脑冷静,正确判断,行事果断,协同医生进行抢救,勇于承担责任和风险。急危重症患者多处于昏迷、神志不清的状态,在单独面对失去监督能力的危重患者时,护理人员必须具有慎独的品德修养,不能降低护理标准。

3. 全面护理,减轻痛苦 急危重症患者通常会进入ICU进行监护治疗,病房里各种结构复杂的仪器、寂静的环境、医护人员严肃的面孔都会让患者感到压迫。孤独是清醒的重症患者比较强烈的感觉,由于ICU的特殊性,亲人不能常伴左右。特殊的治疗,如气管切开或使用呼吸机后患者会产生强烈的不适感,并妨碍患者的语言交流能力。为防止患者躁动,护理人员会使用约束带束缚患者的肢体,患者会有一种被捆绑的感觉。由于长时间连接各种监护和维持生命的装置,导致活动受限,难以保持一种舒适的姿势,患者的生理和心理极不舒适。因此,护理人员在保证护理活动有效进行的同时,应在可能的范围内帮助患者变换体位。经常与患者交谈,了解患者的情况与要求,与患者建立良好的信赖关系。如有可能,让家属多与患者接触,以帮助消除患者的孤独感和焦虑情绪。

4. 理解患者,有效沟通 急危重症患者通常缺乏心理准备,心理负担较重,常会产生焦虑、恐惧、抑郁、妄想等不良心理,患者家属也多忧虑、急躁,患者或家属对护理人员无端指责,甚至无理取闹的情况时有发生。面对这些情况,护理人员一定要冷静处理,理解患者、家属的心情,宽容患者、家属的行为,耐心说服,不使矛盾恶化。在抢救患者生命的同时,护理人员应努力做到态度和蔼、言语诚恳贴切、富有同情心、举止沉着稳重、操作认真,给患者及家属充分的信赖感。

五、精神疾病患者的护理伦理

精神疾病是由于人体内外各种有害因素引起的大脑功能紊乱,导致知觉、意识、情感、思维、行为和智能等出现障碍的一类疾病。精神疾病患者护理的特点包括精神疾病本身的特殊性、精神疾病患者配合治疗护理的困难性以及精神疾病病房管理的复杂性。因此,精神疾病患者的护理不仅关系到其个人的生命质量,而且关系到家庭幸福和社会和谐,护理人员要高度认识做好精神疾病患者护理的重要性。具体护理伦理要求如下。

1. 确保安全 护理人员要密切关注患者心理,沉着机智,冷静地处理可能发生的复杂情况。加强监护,严格执行病房管理制度,杜绝刀、剪、绳等危险物品,消除不安全因素;准确掌握患者适应证,合理选择护理约束方法,控制急性发作患者的行为,控制病情,防止患者自残或伤人等严重后果;加强查对和交接班制度,严密观察,及时发现和处理患者不良反应,确保患者安全。

2. 严守秘密 精神疾病患者由于感知、情感、思维等方面的异常,常遭到社会的歧视和疏远,其合法权益常被侵犯,甚至被愚弄和凌辱。护理人员首先要超越世俗观念,尊重患者人格,对于合理的要求要尽力满足,不合理的要耐心婉言解释。由于治疗需要,护理中需要了解患者的私人信息,如性格、爱好、婚姻、家庭及各种病态言行等,护理人员要严格保守这些秘密,不能轻易向外泄露,更不能作为笑料随意谈论。

3. 因人制宜 精神疾病患者内心世界较常人加倍敏感和脆弱,对挫折和不幸承受力更差,护理人员要细心注意他们的情绪变化,和蔼、耐心地与他们交流沟通,及时发现问题,采取有效措施因人制宜进行护理救治。

4. 创造条件 开放式管理患者,使精神疾病患者不受过多的限制,又能经常与医护人员沟通,得到优质服务,消除精神压力,主动配合治疗,安心住院,逐渐使患者回归社会。

六、传染病患者的护理伦理

传染病是由各种病原体引起的能在人与人、动物与动物或人与动物之间相互传播的一类疾病。由于传染病的特殊性,传染病患者精神压力大、心理负担沉重。传染病具有较强的传染性,稍有不慎就可能通过一定途径传染给他人,甚至可能在人群中引起流行,严重威胁群体的健康和生命安全,造成严重的社会危害。因此,传染病护理人员社会责任重大,不仅要对患者个体负责,还要对他人和整个社会人群负责,务必要严格管理患者和病房,切断传播途径,确保护理工作安全。具体护理伦理要求如下。

1. 严格消毒隔离 护理人员要牢固树立无菌观念,严格执行消毒隔离制度,防止交叉感染。对各类传染病患者进行隔离治疗,对疑似患者进行隔离观察;严格按照卫生标准做好消毒工作,对患者衣物、生活用品、器具等要彻底消毒后再使用;

各类污染物、排泄物应严格消毒或焚烧，防止污染环境，这对防止传染病的流行和扩散是非常有必要的。

2. 尊重患者，调节心理 传染病患者心理压力大，除担心自己无法治愈外，还害怕自己会传染家人或他人，产生焦虑、紧张、自卑等情绪，也因隔离治疗不能经常与亲人、朋友会面而产生压抑感、孤独感和不自由、不安全感。护理人员要充分体谅他们的处境，有针对性地做好心理护理。

3. 及时防控，造福社会 传染病的流行或暴发会给人类社会造成巨大的损失和危害，及时控制传染病疫情、切断传播途径、保护易感人群是防治传染病的关键。护理人员在传染病患者的治疗工作中，应严格执行消毒灭菌隔离制度，切断传染源；采取各种方式，向患者宣传传染病防治方法，让患者自觉接受消毒隔离措施，防止交叉感染。

七、癌症患者护理伦理

在各种疾病中，癌症因其治愈率低给人以巨大的精神压力，不仅影响个人的正常生活，也危害其家庭，加重了患者的恐惧、疑虑、忧郁、绝望等情绪反应。因此，护理人员应给予患者亲切的关怀，帮助他们建立积极的情绪，坚强的意志和对生活充满希望是战胜癌症的重要精神支柱。

1. 加强心理护理 不少癌症患者有过长期不正常的情绪状态，护理人员可通过为患者提供关于恶性肿瘤的治疗信息，运用交流技巧，给患者以心理支持，促进患者尽快调整适应。首先，要使患者摆脱对疾病未知的恐惧，可邀请患癌后治愈或带瘤生存的患者做相关说服工作，收效显著。其次，晚期癌症患者会产生一种脱离社会的孤独感，表现为害怕被淡漠和被抛弃。这种孤寂感，患者白天尚能忍受，到了夜间就会寻求护理人员的帮助。护理人员不应认为患者这是在找麻烦而表现出厌烦和冷淡，应多巡视，主动解决患者的需求或允许家属陪住，使患者感到慰藉。当病情迅速恶化、各种治疗失效时，患者会出现愤怒和绝望的情绪反应，甚至有轻生意图，护理人员应多予以关心，并加以注意，对情绪反常的患者做好交接班，提醒家属防止意外。

2. 缓解减轻疼痛 疼痛是癌症患者常见的症状之一，特别是持续且难以控制的疼痛。护理人员要及时解除患者的疼痛，认真做好对疼痛的评估，耐心听取患者主诉，检查疼痛的部位、持续的时间和强度。精神过度紧张可使疼痛加重，此时应注意改善患者的情绪状态，指导患者及家属运用非药物止痛方法止痛，包括按摩、放松疗法，或看电视、听音乐、种植花草等。

3. 关怀尊重患者 必胜的信念、坚强的精神意志和强烈的求生欲望是癌症的克星，良好的情绪，犹如一剂心药，对癌细胞有强大的杀伤力，是任何药物所不能代替的。护理人员应利用一切机会安慰患者，鼓励他们树立战胜疾病的信心。让癌症患者自主选择治疗方案，是对患者人格权利的尊重。

（钱　珺）

能力检测

一、名词解释

1. 基础护理

2. 整体护理

二、填空题

1. 心理护理的特点有 _____、_____、_____、_____。

2. 急诊护理的特点有_____；_____；_____。

3. 患者的心理需要有 _____；_____；_____；_____。

三、选择题

1. 保持诊室内一医一患，是遵循了哪项门诊护理伦理要求？（　　）

A. 尊重患者，保护隐私　　　　　　B. 维护公正，合理安排

C. 尊重患者，注重心理护理　　　　D. 团结协作，互相监督

2. 以患者为中心，以现代伦理观为指导，以护理程序为框架和核心，将护理临床业务和护理管理的各个环节系统化的一种护理理念和护理模式是（　　）。

A. 现代护理　　　　　　　　　　　B. 责任护理

C. 整体护理　　　　　　　　　　　D. 功能护理

3. 某因车祸受重伤的男子被送去医院急救，因没带押金，医生拒绝为患者办理住院手续，当患者家属拿来钱时，已错过了抢救的最佳时机，患者死亡。本案例违背了患者的（　　）。

A. 自主权　　　　　　　　　　　　B. 知情同意权

C. 保密和隐私权　　　　　　　　　D. 基本的医疗权

四、简答题

1. 基础护理有何特点？护理人员应遵循哪些护理伦理要求？

2. 护理人员应如何遵循心理护理伦理要求？

3. 整体护理伦理的要求有哪些？

第五章　生命护理伦理

 学习目标

1. 知识目标
(1) 解释生命伦理学、人工生殖技术、临终关怀、安乐死的概念。
(2) 讲述生命伦理学的原则、人工生殖技术的伦理原则、临终关怀的伦理要求及安乐死的伦理争议。
(3) 列举计划生育、优生及临终关怀的伦理意义。
2. 能力目标
(1) 能够运用生殖技术伦理学知识帮助患者解决相关伦理问题。
(2) 运用安乐死的伦理知识,分析实施安乐死的伦理要求。
3. 素质目标
(1) 具有科学、严谨的学习态度和脚踏实地的工作作风。
(2) 具有良好的职业道德素养和奉献精神。

第一节　生命伦理概述

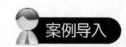 案例导入

【导学案例1】　有一位身患晚期肝癌、对科技事业做出突出贡献的七旬老工程师,和另一位年仅10岁、患急性甲肝的小学生,同时到一家医院就诊,要求住院治疗。但是,由于该院医疗条件的限制,只能收留一位患者。请思考:
(1) 遇到这种情况医院应该如何抉择?其依据是什么?
(2) 如何理解生命伦理学中的公正原则?

【导学案例2】　患者张某,女,17岁。在一次意外中头部受重伤,入院2天后,医生告诉患者的家属:"患者已处于脑死亡状态,她不能康复了,等于事实上的死亡。"并建议撤掉呼吸机。但患者的父母不能承认这一事实,因为看到女儿的脉搏,所以坚决不同意撤掉呼吸机。请思考:
(1) 医生的做法是否正确?
(2) 在护理工作中,如何遵循生命伦理学的基本原则?

NOTE

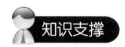

生命伦理学源于医学伦理学,是在现代生物医学技术快速发展、并对传统伦理道德观念提出挑战的背景下产生的一门新兴边缘交叉学科。生命科学研究和临床医学的发展与应用,有助于解决生命科技以及医疗卫生中的伦理问题,也为社会人文科学理论如何结合科学技术发展应用指明道路。

一、生命伦理学的概念

生命伦理学是研究生命科学和医疗卫生保健领域内人类行为的道德哲学与伦理规范的学科。随着新科技的问世及观念的改变,人们对生与死、疼痛的忍受、生命的权利等进行重新思考。生命伦理学在科学和人文学科中建起的一座桥梁,帮助人类生存,维持并促进人类文明。

二、生命伦理学的基本原则

生命伦理学原则为生命科学研究提供了一个伦理框架,评价某一行动的合理性,同时规定了研究人员和被研究对象的权利。

(一)行善原则

行善原则又称有利或有益原则,是指医护人员对患者直接或间接履行仁慈、善良和有利的行为。行善原则要求医护人员积极地做对患者有益的事,包括采取措施,防止可能发生的危害,排除既存的伤害或丧失能力等情况,其次要权衡利害的大小,尽量减轻患者受伤害的程度。医患之间存在掌握医学知识的不平等,患者处于弱势地位。医护人员有许多正面义务,如帮助患者解除或缓解症状,减轻疼痛,治疗或治愈疾病,恢复健康,避免死亡。

(二)自主原则

自主原则是指尊重患者自己做决定的原则。由于我国的社会文化特点,医疗决策往往通过医生、患者、家属之间的协商做出,而最后决策者往往是患者及其家属。另一方面,对于某些疾病,有关患者的治疗方案也往往与患者的配偶和家庭密切有关,这时协商显得尤为重要。如在先进科学技术应用前,向患者及其家属说明该技术的应用目的、好处、可能发生的结果以及出现不良结果时可以采取的预防措施,由患者及其家属自主做出决定。

(三)避害原则

避害原则又称不伤害原则或无伤原则,是指在诊治过程中避免患者的身心受到损害,是医护人员应遵循的基本原则。这就要求医护人员在执行操作时,都应预先做好危险性和利益性的分析,优先考虑到和最大限度地降低对患者或研究对象的伤害。一般来说,凡是医疗上必需的,属于医疗的适应证,所实施的诊治手段是符合不伤害原则的。

（四）公正原则

公正原则是生命伦理学的重要原则之一。医疗公正是指社会上的每一个人都具有平等享受卫生资源或享有公平分配的权利,享有参与卫生资源的分配和使用的权利。在医疗活动中,公正不仅指形式上的公正,更强调内容上的公正。对患者应该公平,不分性别、年龄、肤色、种族、身体状况、经济状况或地位高低。如在稀有卫生资源分配上,必须以每个人的实际需要、能力和对社会的贡献为依据。

第二节　生殖技术伦理

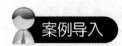 案例导入

【导学案例1】　广告:"一对不孕夫妇征求卵子,要求捐献卵子者的年龄在20～29岁、学历大专以上、无家族病史、五官端正、婚否不限,并有万元以上的重谢。"征求者是名老人,他说自己是为女儿征求卵子的。他的女儿已经40多岁,去医院检查多次,不能生育,他很着急,想要个小外孙。医生告诉他,可以征求健康的卵子为其进行手术。老人称,他之所以不去医院征求卵子,而是到北大征求,是想看到提供卵子者本人,确定她是否身体健康、五官端正。老人称,他最高可出资1.5万元。请思考:

（1）你是否认可老人的做法？理由是什么？

（2）老人的做法违背了哪些人工生殖技术的伦理原则？

【导学案例2】　一对夫妇婚后8年不育,经医生诊断为女性子宫内膜病变所致。因夫妇双方盼子心切,而女方之妹（已婚,有一男孩）愿意借腹代其姐怀孕,于是到某医院妇产科提出申请。请思考:

（1）妇产科医生能否同意？为什么？

（2）如果同意又如何确定未来新生儿父母的法律地位？

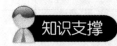 知识支撑

我国生命与生殖技术步入了一个崭新的时代。计划生育和优生技术在控制人口数量、提高人口质量等方面,起到重大作用。人工生殖技术的应用给不孕症患者带来了福音,也带来了相关的伦理问题。这些伦理问题对传统的医学伦理提出了严峻的考验和挑战。

一、计划生育伦理

（一）计划生育的概念

所谓计划生育,就是有计划地控制生育的时机、数量、密度等来生育子女。对一个国家而言,是对其范围内的人口发展进行有计划地调节,使人口发展同经济和

社会发展相适应。对一个家庭而言,是有计划地安排生育子女,以适应家庭和社会的需要。

（二）计划生育的伦理价值

1. 有利于人口与经济、社会、资源和环境等协调发展 实施计划生育,关系到国家、民族的长远利益,是造福全社会和千万家庭的大计。有利于提高国民经济水平,减轻人口过多带来的自然环境和社会环境压力。

2. 有利于公众的健康和幸福 早婚早育不利于青年全面发展和完善自己,超生、滥生不利于家庭生活的改善,也不利于他们的身心健康。计划生育采取综合措施,为公民提供计划生育技术服务,保证生殖健康,有利于改善人们的生活质量,保障家庭幸福。

（三）计划生育的伦理原则

1. 树立科学的生育观和人口观原则 改变传统的多子多福、传宗接代的生育观和人丁兴旺、子孙满堂的人口观,树立正确的生育观和人口观。人口的数量、素质、增长率、年龄构成、地区分布等应该与经济、社会、资源和环境相协调,才能保证社会的可持续发展。

2. 遵守执行法律政策原则 我国许多法律、法规,如《宪法》、《婚姻法》、《人口与计划生育法》、《计划生育技术服务管理条例》、《流动人口计划生育工作管理办法》等都有对计划生育的规定,同时,各级政府也有许多计划生育政策规定。

3. 提供优质服务原则 政府采取措施提供优质的计划生育技术服务,包括计划生育技术指导、咨询以及与计划生育有关的临床医疗服务。计划生育技术是在健康人身上进行的,手术质量的好坏,对受术者个人、集体、国家均会产生很大影响。这就要求医护人员在提供服务时,严肃认真,并不断刻苦钻研,使计划生育技术不断向更安全、简便、无痛、无副作用的方向发展。

4. 贯彻知情同意原则 我国提供计划生育技术服务,实行国家指导和个人自愿相结合的原则。医护人员在进行计划生育技术时,需充分尊重服务对象的意愿,在其知情并做出承诺的情况下进行。医护人员通过各种方式,积极主动地与服务对象建立以自觉自愿为前提的平等合作关系。

二、优生技术伦理

（一）优生的概念

优生学是一门以生物医学为基础,研究改善人类遗传素质的科学。优生分为预防性优生和演进性优生。前者又叫消极优生,是指防止有遗传性疾病和先天性缺陷的个体出生;后者又叫积极优生,是指促使体力、智力更加优秀的个体出生。

（二）优生技术的伦理价值

1. 有利于提高人口素质 优生有利于改善个体遗传素质,防止有遗传性疾病和先天性缺陷的个体出生,促使体力、智力更加优秀的个体出生。产生优秀的个体,他们能为社会创造更多的物质财富和精神财富。优生可以提高民族的人口素质。

2. 有利于节约有限的社会资源 人类的社会资源相对于人们的需求,永远是短缺的;卫生资源相对于人们的卫生需求,同样也是短缺的,对于发展中国家尤其如此。开展优生工作,减少先天性缺陷和遗传性疾病婴儿的出生,减轻这些婴儿的抚养费用,无疑有利于节约有限的社会资源。

3. 有利于贯彻执行计划生育政策 采用优生技术,可以相对地保证孩子出生的质量,缓解家庭的后顾之忧。在优生优育的社会文化氛围中,既优化了人们的生活方式,提高了人们的生活质量,又使计划生育政策更深得人心,还能为从事计划生育服务的医护人员创造一个和谐、有利的医疗环境。

（三）优生技术的伦理原则

1. 知情同意原则 实施各项优生政策和法律措施时,应在接受者知情同意的情况下进行。在优生过程中,我们能够把个人的利益和后代、社会、国家的利益有机地统一起来。医护人员通过必要的解释,使接受者从内心接受这种措施,避免简单、生硬地对待。

2. 精益求精原则 优生措施的实施是严肃的。在结婚管理实施中,需要医务人员对申请结婚的男女进行婚前检查;在生育控制实施过程中,需要对生育夫妇进行常染色体显性遗传病诊断;在生育保健实施过程中,需要为育龄妇女和孕产妇提供孕产期保健服务。这些技术都不容出差错,这就要求医务人员在优生工作中,必须严肃认真、一丝不苟,对技术精益求精。

三、人工生殖技术伦理分析

（一）人工生殖技术概念

人工生殖技术就是运用现代医学科学技术替代人类自然生殖过程的某一步骤或全部步骤的医学技术。自然的人类生殖过程由性交、输卵管受精、植入子宫、子宫内妊娠等步骤组成。目前人工辅助生殖技术主要有人工受精、体外受精和无性生殖。人工生殖技术成功地解决了长期困扰医学界的难题,为无数家庭带来了希望和福音,也促进了医学基础研究和临床应用研究的开展。

（二）人工生殖技术的伦理价值

1. 生殖技术可用于不育 我国受传宗接代观念影响,多数家庭盼子心切,使不育夫妇承受着极大的心理压力,甚至引发离异、婚外恋。生殖技术的直接效应是使不育夫妇实现妊娠生子的愿望,由不育引发的相关问题自然随之得到解决。

2. 生殖技术可用于优生 有遗传缺陷的育龄夫妇,无论是否不育,都可采用人工生殖技术的供精、供卵、供胚或胚胎移植前遗传学诊断等方法,切断遗传缺陷基因与异常染色体的传递,保证生育健康婴儿。

3. 生殖技术有利于科学研究 生殖技术还是人类生殖过程、遗传病机制、干细胞定向分化等研究课题的基础。它的临床应用,会为这些课题的深入研究积累经验,创造发展条件,推动医学及生命科学的不断发展进步。

（三）生殖技术引起的社会伦理问题

生殖技术的出现及其临床应用给人们带来益处,但人工生殖技术同样面临许多伦理问题,需要加以解决。

（1）人工生殖技术切断了生儿育女与婚姻的联系,把生儿育女变成了配种。它将神圣的婚姻家庭演变成医学生物实验室,使男女无需配偶也能生育孩子,对传统的婚姻家庭道德观构成了严峻的挑战。

（2）人工生殖技术容易使遗传的、妊娠的父母身份与养育的父母身份隔离,这种分离可能会危及家庭和社会结构。通过人工生殖技术诞生的孩子之间可能会因互不知情而发生相互婚配,最终引发遗传上和伦理关系上的混乱。

（3）人工生殖技术为供精（卵）者提供了一个在传统的生殖中不存在的遗传或妊娠因素,使得家庭关系复杂化。谁是孩子的父母？精液、卵子的商品化是否违背供者人道主义的初衷并引发拜金主义等观念的滋生？这些均可成为反对人工生殖技术的伦理辩护。

（四）人工生殖技术的伦理原则

为安全、有效、合理地实施人工生殖技术,保障个人、家庭及后代的健康和利益,维护社会公益,人工生殖技术需遵循以下伦理原则。

1. 有利于患者原则

（1）综合考虑患者病理、生理、心理及社会因素,医务人员有义务告诉患者目前可供选择的治疗手段、利弊及其所承担的风险,在患者充分知情的情况下,提出有医学指征的选择和最有利于患者的治疗方案。

（2）禁止以多胎和商业化供卵为目的的促排卵。

（3）不育夫妇对实施人工生殖技术过程中获得的配子、胚胎拥有其选择处理方式的权利,技术服务机构必须对此有详细的记录,并获得夫、妇或双方的书面知情同意。

（4）患者的配子和胚胎在未征得其知情同意情况下,不得进行任何处理,更不得进行买卖。

2. 知情同意原则

（1）人工生殖技术必须在夫妇双方自愿同意并签署书面知情同意书后方可实施。

（2）医务人员对人工生殖技术适应证的夫妇,须使其了解：实施该技术的必要性、实施程序、可能承受的风险以及为降低这些风险所采取的措施、该机构稳定的成功率、每周期大致的总费用,以及进口、国产药物选择等与患者做出合理选择相关的实质性信息。

（3）接受人工生殖技术的夫妇在任何时候都有权提出中止该技术的实施,并且不会影响对其今后的治疗。

（4）医务人员必须告知接受人工生殖技术的夫妇及其已出生的孩子随访的必要性。

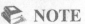
(5) 医务人员有义务告知捐赠者对其进行健康检查的必要性,并获取书面知情同意书。

3. 保护后代原则

(1) 医务人员有义务告知受者通过人工生殖技术出生的后代与自然受孕分娩的后代享有同样的法律权利和义务,包括后代的继承权、受教育权、赡养父母的义务、父母离异时对孩子监护权的裁定等。

(2) 医务人员有义务告知接受人工生殖技术治疗的夫妇,他们通过对该技术出生的孩子(包括对有出生缺陷的孩子)负有伦理、道德和法律上的权利和义务。

(3) 如果有证据表明实施人工生殖技术将会对后代产生严重的生理、心理和社会损害,医务人员有义务停止该技术的实施。

(4) 医务人员不得对近亲间及任何不符合伦理、道德原则的精子和卵子实施人工生殖技术。

(5) 医务人员不得实施代孕技术。

(6) 医务人员不得实施胚胎赠送助孕技术。

(7) 在尚未解决人卵胞浆移植和人卵核移植技术安全性问题之前,医务人员不得实施以治疗不育为目的的人卵胞浆移植和人卵核移植技术。

(8) 同一供者的精子、卵子最多只能使 5 名妇女受孕。

(9) 医务人员不得实施以生育为目的的嵌合体胚胎技术。

4. 社会公益原则

(1) 医务人员必须严格贯彻国家人口和计划生育法律法规,不得对不符合国家人口和计划生育法规和条例规定的夫妇和单身妇女实施人类辅助生殖技术。

(2) 根据《母婴保健法》,医务人员不得实施非医学需要的性别选择。

(3) 医务人员不得实施生殖性克隆技术。

(4) 医务人员不得将异种配子和胚胎用于人类辅助生殖技术。

(5) 医务人员不得进行各种违反伦理、道德原则的配子和胚胎实验研究及临床工作。

5. 保密原则

(1) 凡使用供精实施的人工生殖技术,供方与受方夫妇应保持互盲、供方与实施人工生殖技术的医务人员应保持互盲、供方与后代应保持互盲。

(2) 机构和医务人员对使用人工生殖技术的所有参与者(如卵子捐赠者和受者)有实行匿名和保密的义务。匿名是藏匿供体的身份,保密是藏匿受体参与配子捐赠的事实以及对受者有关信息的保密。

(3) 医务人员有义务告知捐赠者不可查询受者及其后代的一切信息,并签署书面知情同意书。

6. 严防商业化原则

(1) 机构和医务人员对要求实施人工生殖技术的夫妇,要严格掌握适应证,不能受经济利益驱动而滥用人工生殖技术。

(2) 供精、供卵只能是以捐赠助人为目的,禁止买卖,但是可以给予捐赠者必要的误工、交通和医疗补偿。

7. 伦理监督原则

(1) 为确保以上原则的实施,实施人工生殖技术的机构应建立生殖医学伦理委员会,并接受其指导和监督。

(2) 生殖医学伦理委员会应由医学伦理学、心理学、社会学、法学、生殖医学、护理学专家和群众代表等组成。

(3) 生殖医学伦理委员会应依据上述原则对人工生殖技术的全过程和有关研究进行监督,开展生殖医学伦理宣传教育,并对实施中遇到的伦理问题进行审查、咨询、论证和建议。

第三节 临终患者护理伦理

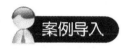

【导学案例 1】 患者张某,男,40 岁,胃痛十余年,反复发作。此次再次入院,经检查发现癌肿已扩散至肝、结肠、直肠等处。腹部包块逐日增大,白细胞下降至 3000 以下,患者不能进食,极度衰竭,依靠输血、输液维持。患者不堪忍受病痛折磨,要求告知真实病情,如不可治愈就放弃治疗,早日解脱病痛之苦。而妻子也陷入难以决断的境地。医务人员意见也不一。请思考:

(1) 作为医护人员你会怎么做?

(2) 临终关怀应遵循哪些原则?

【导学案例 2】 患者王某,男,77 岁,农民。因肺癌入院治疗。入院进一步检查发现已扩散至身体其他部位。医生告诉患者及家属采取放疗和化疗相结合的方法,可延长几个月生命,但患者拒绝继续治疗,因为这样会花掉老两口所有的积蓄,患者想让妻子用这笔钱作为养老费用。请思考:

(1) 医护人员应如何做好患者的临终关怀?

(2) 临终关怀有何伦理学意义?

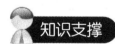

临终是从生到死的过渡时期,是人生必然要经历的阶段。在社会不断发展、医学科学技术日益进步、生命质量被倡导的今天,临终者希望安然、平静地走完人生的最后阶段。

一、临终关怀的含义与特点

(一)临终关怀的含义

临终关怀一词最早为中世纪欧洲使用,原意为"济贫院"。当前的临终关怀是一种"特殊服务",即对临终患者及其家属提供的一种全面照顾,目的在于使临终患者的生存质量得以提高,能够在舒适和安宁中走完人生的最后旅程,并使家属得到慰藉和居丧照护。

(二)临终关怀的主要特点

(1)临终关怀的方法从以疾病为主的治疗转变为以关怀为主的照护,通过对患者全身心的照护,缓解其痛苦,消除其焦虑、恐惧心理,使其得到最后的安宁。

(2)临终关怀的目的不是延长患者生存时间,而是以提高患者的生命质量为宗旨,让患者在有限的时间里,在可控的疼痛中,感受关怀和照护,安详舒适地度过人生最后的阶段。

(3)临终关怀的内容广泛全面,倡导以临终患者为中心的整体照护,提供医疗、护理、心理咨询、死亡教育等全方位的综合性服务。

(4)临终关怀的范围不仅涉及对临终患者的全面照护,还涉及为临终患者的家属提供心理、社会支持,使其能坦然面对亲人的死亡并接受现实。

二、临终关怀的伦理学意义

1. 体现了人道主义精神 临终关怀不像安乐死那样加速死亡进程,也不采取积极治疗措施延缓死亡,而是顺其自然,通过姑息、保守治疗控制患者症状,延缓病痛,给予患者精神上的慰藉,让患者得到医护人员、志愿者和亲友的关心和照护,使他们满怀尊严,宁静、坦然地离开人世。这充分体现了对生命和对生命品质的尊重。

2. 体现了社会文明的进步 临终关怀是一项社会性的慈善事业,接受临终关怀的患者将会受到医务人员、亲属、社会志愿者、宗教人士等社会各方人士的照顾和关爱,这体现了同情弱者、同甘共苦、互帮互助、相互关爱的传统美德和时代精神。一旦在全社会推广开来,整个社会将会形成一个对临终患者及其家属关爱和照顾的氛围,越来越多的临终患者将享受到无微不至的关怀,家属更容易走出丧亲之痛的阴影,无论是身体还是精神上,都达到舒适和安宁。这不仅是社会发展的需要,也是社会文明进步的标志之一。

3. 顺应了社会发展的需要 医学技术的发展在维持临终患者生命、延缓死亡进程等方面扮演了重要角色,但这种无意义的积极治疗方式一方面增加了患者的痛苦,另一方面也加重了患者家属的经济和心理负担,并且浪费了大量有限的卫生资源。对临终患者采用姑息治疗方法,给予心理支持,缓解其身心痛苦,让他们安详舒适地离开人世,这无疑节省了大量有限的卫生资源,是利国利民的好事。

三、临终关怀的伦理原则

1. 尊重临终者生命的原则 尊重临终者的生命是临终关怀道德的重要体现。对临终者,除了用必要的药物来缓解或解除其痛苦外,还要从心理上关怀、疏导,用爱心去抚平患者的痛苦。对临终者提出的最后愿望要尽力满足,不能满足的要做解释,决不可以蔑视、讥讽和嘲笑。

2. 尊重临终者权利的原则 临终者有权知道自己的病情程度、治疗方案和预后,也有权要求提供治疗或拒绝某种治疗方案。临终者在意识清醒、能够自己行使权利时,医护人员要尊重其选择。临终者出现意识障碍,不能正确地行使自己权利的时候,可以按其遗嘱执行。决不能因为是临终患者就忽视了其知情同意的权利。

3. 尊重死亡是自然过程的原则 这一概念和现今的研究热点"安乐死"有某些不同。不论是主动安乐死还是被动安乐死,都有加速死亡的倾向。而临终关怀却提出不延缓、不加速死亡,这是一个值得探讨的伦理问题,但亦有学者认为安乐死应属于临终关怀范畴之内,且仅为临终关怀的一小部分。

4. 尊重临终者家属的原则 临终者安静地、有尊严地死去,是临终关怀的结果,但不是终点。对所爱的人的死去,家属由震惊转为哀恸、绝望,对已故者的感觉由悲转怒,进而出现抑郁等强烈过度的哀伤。医护人员需尽力去安抚临终者家属,进行死亡教育。

四、临终关怀的护理伦理要求

1. 充分了解患者心理,缓解精神压力 一般而言,临终患者存在着留恋生命、对死亡存在恐惧和焦虑、依赖亲人却又害怕给亲人带来物质和精神上的负担、担心自己死后亲人的生活状况等心理问题。美国医学博士罗斯认为临终患者大体经历五个心理反应阶段,即否认期、愤怒期、妥协期、忧郁期和接受期。医护人员和社会志愿者只有掌握一定的心理学知识,接受死亡教育培训,具备良好的道德品质,才能充分对临终患者情绪变化、行为失常和无理要求给予宽容和理解,并积极正确地处理,以同情和仁爱之心安抚临终患者,使他们在宽慰、安然中离开人世。

2. 尽力减缓患者肉体上的痛苦 晚期恶性肿瘤、器官衰竭患者往往在肉体上产生疼痛和不适的感觉,如果疼痛过度,将使患者感觉生不如死,出现歇斯底里的情绪反应,这极大地影响了他们的生命质量和生命尊严,同时家属亲眼目睹亲人"求生不得,求死不能"的处境,精神上备受打击。此时,医护人员应将"无意义的救治患者"转向"有意义的姑息治疗",尽力缓解患者的肉体疼痛,帮助他们维护做人的尊严,维持即将逝去的生命,也让家属安心。

3. 维护临终患者的权利 临终患者在死亡状态之前,享有法律规定的生者应该享有的各项利益和权利,还享受某些临终患者特有的权利,如知情同意权、隐私权、人格尊严权、有权要求不受痛苦、有权要求不孤独地死去、有权受到悉心照顾等。

4. 同情和关心临终患者的家属 家属对临终患者悉心照顾,四处求医问药尽力延长亲人的生命,而临终患者却不久于人世,难以接受即将失去亲人的残酷现实,家属在心理上会产生一些负面情绪反应。此时,对家属进行循序渐进地死亡教育,安慰、劝导并与其相互配合,这是临终关怀机构医护人员的重要职责之一。

5. 做好临终患者的善后及家属安抚工作 医护人员在对死者遗体进行整理时,应做到清洁无异味、面容安详、四肢舒展、易于鉴别,并妥善保管好遗物。这不仅体现了对死者的尊重,也是对家属的安慰。同时,应与死者家属建立良好的沟通关系,关心、体贴他们的痛苦,帮助他们解决一些实际问题,使他们从失去亲人的心

NOTE

理阴影中尽快走出来。

6. 为临终患者的家属提供居丧关怀　居丧是一个人丧失亲人时所处的状况。痛失亲人是人生的最大悲哀之一,与死者关系越亲密,产生悲伤的反应就越强烈。悲伤是逝者家属情感的自然流露,往往通过哭泣、倾诉、怀念等方式让内心痛苦得以宣泄,但如果悲伤过度,持续时间过长,将导致麻木、崩溃、抑郁、自残甚至自杀等严重后果。医护人员和社会志愿者利用居丧关怀心理知识,对死者家属进行适当心理干预,能帮助居丧者顺利度过悲伤过程,使他们能正视痛苦,找到新的生活目标。

第四节　安乐死的伦理分析

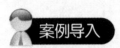

【导学案例1】　我国第一例安乐死案:1986 年 6 月 23 日,54 岁的患者夏素文因患肝硬化、肝脑综合征而住进汉中市医院;6 月 27 日晚,患者出现烦躁不安症状,时发惊叫,经安定处理后入睡。第二天,夏素文的儿子王明成在得知母亲再也无法康复后,向该院院长请求为免除其母的痛苦,结束其母的生命,但遭到了院长的拒绝。随后,其子及小女儿又向住院部肝病科主任蒲连升反复提出同样请求,并愿意承担一切责任。蒲连升开具一张 100 mL 的复方冬眠灵的处方,并注明是"家属要求安乐死",王某在上面签了字,当天中午至下午,该院实习生蔡某和值班护士分两次给夏素文注射冬眠灵。患者于 6 月 29 日凌晨 5 时死亡。同年 9 月,检察院以故意杀人罪将蒲某和王某批准逮捕,并于 1988 年 2 月向法院提起公诉。1990 年 3 月,汉中市人民法院对此案进行了公开审理,并报至最高人民法院。最高人民法院于 1991 年 2 月 28 日批复陕西省高级人民法院:你院请求的蒲某、王某故意杀人一案,经高法讨论认为安乐死的定性问题有待立法解决,就本案的具体情节,不提安乐死问题,可以依照刑法第 10 条的规定,对蒲某、王某的行为不做犯罪处理。请思考:

(1) 你怎么看待安乐死? 安乐死的法律依据是什么?

(2) 在什么情况下才能实施安乐死?

【导学案例2】　患者李某,男,40 岁,因患肝癌转移在家接受一般性治疗。由于患者疼痛难忍,多次恳求妻子王某帮他结束生命。夫妇俩平日感情深厚,王某不忍丈夫在生命的晚期再经受这些痛苦,于是王某含泪给丈夫服了农药,丈夫不久死亡。事后李某的弟弟向法院起诉王某,结果王某被判处有期徒刑 3 年。请思考:

(1) 法院的判定是否合理? 为什么?

(2) 本案中王某的做法是否符合安乐死的伦理要求?

知识支撑

在生命质量和生命价值越来越得到提倡的当今时代,人们在向往快乐幸福的

NOTE

人生,追求有品质生活的同时,也希望自己今后能无痛苦、安详地死亡。于是安乐死问题逐渐被人们了解和关注。

一、安乐死的概念

"安乐死"一词源自于希腊文"euthanasia",包括两层意思:一是指无痛苦死亡,安然去世;二是指患不治之症,非常痛苦,帮助其实现愿望的一种临终处置。到目前为止,世界上对安乐死还没有统一的含义。《美国百科全书》将安乐死定义为:一种使绝症患者从痛苦中解脱出来的结束生命的方式。《牛津法律指南》将安乐死称为:在濒临死亡的绝症患者要求下,所采取的引起或加速死亡的措施。《中国大百科全书·法学》对安乐死的定义为:对于现代医学无法挽救的逼近死亡的患者,医生在患者本人真诚委托的前提下,为减少患者难以忍受的剧烈痛苦,可以采取措施提前结束患者的生命。

现代医学伦理学通常将安乐死定义为:患有不治之症的人,由于受到病痛的折磨,肉体和精神处于极度痛苦之中,在本人真实意愿表示或家属的合理要求下,为解除患者的痛苦,由医务人员采用某种医疗措施加速其死亡,使其安详地走过人生最后阶段的过程。

二、安乐死的分类

1. 按照安乐死的执行方式分类 安乐死分为主动安乐死和被动安乐死。

(1)主动安乐死,又称积极安乐死,是指在濒死绝症患者或其家属的诚挚要求下,医务人员通过主动作为,如给患者喂服或注射能迅速致命的药物,使其安详死去,完成死亡过程,这类安乐死又称"仁慈助死",所采取的措施通常被称为"无痛致死术"。

(2)被动安乐死,又称消极安乐死,是指在濒死绝症患者或其家属的诚挚要求下,医务人员通过消极作为,如采取撤除人工呼吸机、体外循环装置,不进行任何治疗等终止维持患者生命的措施,任患者自行死亡。

2. 按照患者同意方式分类 安乐死分为自愿安乐死和非自愿安乐死。

(1)自愿安乐死是指患者向医务人员明确表示要求安乐死的强烈愿望而实施的安乐死。

(2)非自愿安乐死是指患者没有明确表示过安乐死的意愿,而是根据其家属的请求实施的安乐死。主要针对精神病患者、儿童、昏迷患者等,这些患者无法自主表达要求和愿望。

三、安乐死的伦理争议

由于安乐死涉及道德、法律、医学和社会学等诸多问题,引起了人们激烈的争论,赞成安乐死的一方主要以人的尊严、公益论、生命质量和生命价值论为理论依据,反对安乐死的一方主要以生命神圣论和人道论为理论依据。

（一）赞成派的观点

1. 人有选择死亡方式的权利　人没有选择其出生的自由，但有享有生命健康的权利，也有选择死亡方式的自由，只要这些权利和自由不损害他人、集体和社会利益，都值得尊重，也体现了以人为本的原则。当患者极度痛苦，生命无法挽回时，追求安详无痛苦的死亡方式符合人权，是社会进步和人类文明的标志。

2. 安乐死符合生命质量和生命价值原则　随着医学科学技术的不断进步，医学能够延长绝症患者的生命。但患者通过使用大量药物、化疗、全身插管等方式来维持生命，本身就是痛苦的，极大地降低了生命质量。通过安乐死，可使其安详、有尊严地离世，以尽早结束痛苦。

3. 安乐死可以减轻患者家属的精神和经济负担　家属一方面眼睁睁看着亲人受着病魔的摧残而爱莫能助，承受着精神上的负担；另一方面虽付出了高昂的经济代价，却不能改变亲人死亡的结局。死者虽然解除了人世间的一切烦恼，但生者却要承受沉重的债务负担。实施安乐死可以减轻患者家属精神和经济的双重压力。

4. 安乐死能让患者无痛苦死亡　救死扶伤，挽救并延长患者的生命是医务人员的神圣职责，但当生命已经走向衰竭、无可挽回的时候，仍一意孤行地运用各种医学手段维持被病痛折磨得不成人样的患者，是缺乏同情心的行为。通过安乐死减轻绝症患者的痛苦，让其安详地走完人生的最后阶段，既尊重了患者的尊严，又体现了医务人员的同情心。

5. 安乐死可以节省有限的卫生资源　对一个不可能挽救的绝症患者使用昂贵药物、医疗器械、ICU 等卫生资源，既毫无意义，又是浪费，应当节省这些宝贵而且有限的资源，将这些资源用于救助那些有望治愈的患者，这体现了卫生资源的公正分配原则。

（二）反对派的观点

1. 生命神圣论观点　生命神圣论认为，生命是自然赋予的，人的生命只有一次，应该珍惜和爱护，除非严重触犯刑律被法律判处死刑，任何组织或个人不得以任何方式剥夺他人生命。对医务人员而言，患者的生命是神圣的，患者生的权利是一切权利的前提和基础，任何形式的安乐死都是对生命的轻视和不尊重，背离了生命神圣论，是不道德的。

2. 违背了医务人员的神圣职责　治病救人、救死扶伤是医务人员的神圣职责，体现了医学人道主义。医务人员以安乐死为名帮助患者死亡，不仅放弃了自身责任，而且违背了医学宗旨和目的，无异于变相杀人。

3. 绝症患者提出安乐死的意愿是否真实难以衡量　所谓真实意愿，出自于患者的真心实意，而不是受到外界各种因素的变相强迫而提出安乐死要求，这种真实意愿本身难以进行衡量。比如：患者化疗时身体极度痛苦，希望早点死亡，痛苦减缓时往往很快又会改变其自愿安乐死的念头；患者不忍心亲属举债为自己治病，想早点结束生命；患者欠下巨额债务想通过安乐死进行逃避。这些情况可能被表面上对安乐死的所谓诚挚要求所蒙蔽或掩盖。

4. 安乐死合法化可能导致诸多社会问题 如安乐死如何申请、如何规范申请程序、资料如何保管、是否须经过公证、律师是否参与等一系列问题需要得到研究和解决。安乐死合法化可能带来法律或道德风险。

5. 安乐死阻碍医学科学的发展 不可逆的绝症不是绝对的,而是相对的,随着医学科学的不断进步,曾经的绝症极有可能被战胜。例如二十世纪上半叶以前,肺结核是当时公认的绝症,曾夺去了无数人的生命,医学在它面前无能为力。1944年发明的链霉素和1952年发明的异烟肼杀死了结核杆菌,使肺结核能够被彻底根治。如果遇上绝症就想通过安乐死来解决,会阻碍对绝症研究和探索的步伐,从而产生科学惰性,不利于医学的发展。

四、实施安乐死的伦理要求

安乐死的问题在中国尚未正式讨论,但促使安乐死问题激化的那些先进的医疗技术,在中国已大量引进并推广。1988年7月5日,中华医学会、中国自然辩证法研究会、中国社会科学院哲学研究所、中国法学会、上海医科大学以及其他有关单位,联合发起并召开了"安乐死"学术讨论会。与会的各界代表一致认为,尽管中国在实际工作中,安乐死,特别是消极的安乐死经常可以遇到,通常并不引起法律纠纷,但是考虑到中国的具体情况,现在还不存在为安乐死立法的条件。

从法律角度讲,对于人的生命权是不允许由他人(包括监护人)代理处理的。因此,"安乐死"的定义避免了用"自愿"和"家属要求"这样的字眼,而代之以"不违背本人意愿"来表述,这就更准确地揭示了安乐死的内涵。因为无意识的"植物人"或"脑死"患者是没有意愿的,所以对他们实施安乐死并不违背本人意愿。这就为医生们对已确诊的脑死亡患者,在没有生前预嘱,也无须家属请求的情况下,停止一切复苏措施,提供了理论依据。

我国首次"安乐死"学术讨论会认为实施安乐死的要求应该有三个:

(1)对象必须是患有不治之症并且已经濒临死亡的人。

(2)患者极端痛苦,且已达到不堪忍受的程度。

(3)患者主动提出安乐死的要求,或同意对自己实施安乐死。同时在程序上要经过医学伦理学委员会决定和一定的司法机关审查等。

(徐志英)

能力检测

一、名词解释

1. 生命伦理学

2. 临终关怀

3. 人工生殖技术

4. 安乐死

5. 预防性优生

二、填空题

1. 优生可分为＿＿＿＿＿、＿＿＿＿＿。

2. 人工生殖技术的伦理原则有 ＿＿＿＿＿、＿＿＿＿＿、＿＿＿＿＿、＿＿＿＿＿、＿＿＿＿＿、＿＿＿＿＿。

3. 优生技术伦理原则包括 ＿＿＿＿＿、＿＿＿＿＿、＿＿＿＿＿。

4. 安乐死按执行方式可分为 ＿＿＿＿＿、＿＿＿＿＿；按同意方式可分为＿＿＿＿＿、＿＿＿＿＿。

三、选择题

1. 我国第一个安乐死案件发生在( )。

A. 1968 年　　　　B. 1986 年　　　　C. 1975 年　　　　D. 1994 年

2. 我国第一个临终关怀研究中心成立在( )。

A. 北京　　　　B. 上海　　　　C. 武汉　　　　D. 天津

3. 下面不属于生命伦理学原则的是( )。

A. 公平原则　　B. 不伤害原则　　C. 公正原则　　D. 尊重原则

4. 临终关怀运动的创始人是( )。

A. 南丁格尔　　B. 辛普森　　C. 桑德斯　　D. 格瑞特

5. 临终护理的目的在于( )。

A. 挽救生命　　B. 实施安乐死　　C. 积极治疗　　D. 缓解不适或疼痛

6. 对符合安乐死条件的患者,停止或撤销其治疗和抢救措施,任其自然死亡,属于( )。

A. 积极安乐死　　B. 消极安乐死　　C. 自愿安乐死　　D. 非自愿安乐死

7. 我国将能存活几个月的患者视为临终患者?( )

A. 1～3　　　　B. 3～6　　　　C. 6～9　　　　D. 9～12

四、简答题

1. 安乐死的分类有哪些?

2. 计划生育的伦理原则有哪些?

3. 优生技术的伦理价值包括哪些?

4. 临终关怀的主要特点有哪些?

5. 临终关怀的护理伦理要求包括哪些?

第六章　医学高新技术应用中的护理伦理

重点：器官移植的伦理要求，基因诊断与基因治疗的伦理分析。
难点：器官移植的伦理问题、指导原则。

学习目标

1. 知识目标
(1) 解释器官移植、基因诊断与基因治疗的含义。
(2) 简述器官移植、基因诊断与基因治疗的发展史。
(3) 说出器官移植的伦理问题、指导原则和伦理要求，以及基因诊断与基因治疗的伦理分析。
2. 能力目标
(1) 能运用器官移植的指导原则和伦理要求解决器官移植中的伦理问题。
(2) 能运用基因诊断与基因治疗的伦理分析解决临床工作中相关的伦理问题。
3. 素质目标
(1) 具有认真、严谨的工作态度。
(2) 具有高度的爱心、责任心与同情心，体现对患者的人性化关怀。

第一节　器官移植的伦理分析

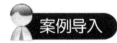案例导入

【导学案例 1】　当地时间 2015 年 6 月 26 日，在俄罗斯弗拉基米尔，即将接受世界首例头颅移植手术的俄罗斯计算机工程师斯皮里多诺夫出席发布会。他天生就患有罕见的遗传病——脊髓性肌肉萎缩症，找到一个健康的新身体是他生存下去的唯一机会。斯皮里多诺夫此前坦言，手术风险高，他也感到害怕，但自己病情近年不断恶化，开始难以控制身体，因此决定放手一搏。他还表示，此决定已获得家人支持。据悉身体捐赠者同样来自俄罗斯，大脑已经死亡。据当地媒体称，该头颅移植手术的主治医生是来自意大利都灵高级神经调节学会的外科医生赛尔焦·卡纳韦罗，他对手术信心满满。他将这种手术命名为"天堂计划"（HEAVEN），是头部接合手术的缩写。卡纳韦罗曾在 2015 年初称，人脑移植在脊髓融合、防止免

疫系统排斥反应等方面可被攻克,将最早在 2017 年实现。据悉,这一移植手术需要 100 名外科医生持续进行 36 h,费用高达 750 万英镑(约合人民币 7300 万元)。事后还要注射大量药物抑制免疫力,以免出现排斥反应。该手术的主治医生卡纳韦罗称,如果头部移植手术能获得成功,那将给患有绝症的患者提供出路。不过,由于换身手术风险甚高,医学界对此存疑,美国神经外科医生协会(AANS)的巴特杰尔医生批评手术后果严重,甚至比死更难受,希望人们不要接受。请思考:

(1) 你对此持什么态度? 为什么?

(2) 器官移植面临哪些伦理问题?

【导学案例 2】 2015 年 6 月的一天,23 岁的小李到北京探亲时发生车祸,虽经过急诊医生全力抢救,但小李颅脑大面积出血,不可避免地出现脑死亡,将走到生命的尽头。他的父母很理智,知道留不住孩子,就想到让自己孩子的一部分存活在世界上。于是,小李的父母找到了医院器官捐献办公室。经过多达几十人数百公里的紧急联动,终于完成了因车祸不幸离世的小李的临终凤愿,他的肝脏、肾脏、肺脏、心脏、角膜成功取出。如果顺利,将有望拯救 6 条生命,使 2 人获得光明。请思考:

(1) 器官移植有哪些伦理要求?

(2) 你愿意在死后捐献自己的器官救助他人吗? 为什么?

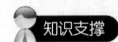 知识支撑

器官移植是 20 世纪医学领域的一项重大成就。随着手术在广度和深度方向的发展及免疫抑制剂的改进,近 60 年来各种器官移植手术的开展,为众多器官衰竭的患者提供了新的生存机会。但是,器官移植也带来了许多伦理问题,并成为目前社会各界特别是医学界、伦理学界所关注的热点之一。

一、器官移植概述

(一)器官移植的含义

器官移植是摘除供体健康的器官移植到受体体内,去置换被损害、丧失功能而无法挽救的衰竭器官,以挽救患者生命的一项高新医学技术。其中,捐出器官的一方称为供体,接受器官的一方称为受体。在今天,广义的器官移植不仅包括肾、心、肝、肺等实质脏器的移植及其联合移植,还包括血液、骨髓、角膜等组织、细胞的移植。

(二)器官移植的类型

按照移植物的来源及其遗传背景的不同,我们将器官移植分为四类。

1. 自体移植 自体移植即供者和受者为同一个体,此种移植不会发生排斥反应。

2. 同质移植 同质移植即供者与受者虽非同一个体,但有着完全相同的抗原结构,指相同基因不同个体之间的移植,这种移植如同自体移植,一般也不会发生

排斥反应。

3. 同种异体移植 同种异体移植指供者与受者属于同一种属但不是同一个体,临床大多数移植属此类型,常出现排斥反应。

4. 异种移植 异种移植指不同种属之间的移植,此种移植可产生严重的排斥反应。

（三）器官移植的发展史

1. 世界器官移植的发展史 19世纪人们开始了器官移植的实验研究。维也纳的外科医生厄尔曼（Ullman）进行了首次肾移植试验,他把摘出的肾移植到同一条狗的颈部。这是器官移植的第一步,具有划时代的意义。1905年法国里昂的卡雷尔（Carrel）用丝绢完成了器官移植中最重要的血管吻合术。由于同种异体移植涉及大量社会伦理问题,所以首先进行的是异种移植,因排异反应而失败。1936年苏联的弗尔里（Voronoy）进行最早的同种异体移植,他把尸体肾异位移植于急性肾功能衰竭患者的腹股沟,也因免疫排斥反应,患者术后84 h死去。

20世纪中期以来,由于显微外科技术不断提高,低温生物学不断发展,免疫抑制剂的应用以及外科麻醉的进展,才使脏器移植作为治疗某些疾病的手段运用于临床。1954年美国波士顿医院的约瑟夫·默里（Joseph Murry）医生首次在一对孪生兄弟间移植肾脏成功,开创了人类器官移植的新时代,为此他与另一位美国医学家唐纳尔·托马斯（Donnall Thomas）（于1956年第一次给一位白血病患者进行了骨髓移植手术）同获1990年度诺贝尔医学奖。至近几年,全世界肾脏移植已超过24万例,最长存活达25年。1967年南非医生巴纳德（Barnard）进行了首例临床心脏移植,将一位24岁女性的心脏移植到56岁男性身上,使之存活了19天。1963年3月美国的斯塔葵尔（Starzl）第一次在临床上施行原位肝移植。2014年全球器官移植领域最重要的学术会议——国际移植大会（World Transplant Congress,WTC）于7月26至31日在美国旧金山举行,来自全球6500余位器官移植及组织移植等相关领域的临床及基础研究人员、工程技术人员出席了本次盛会。大会引用世界卫生组织（World Health Organization,WHO）2013年的统计资料,截至2012年末全球主要器官移植累积总数达到1 396 738例,其中肾移植累积例数居首位,达966 286例;肝移植累积例数居第2位,达240 929例;移植数量第3位的是心脏移植,累积100 466例;肺移植累积39 727例;胰腺移植11 840例;小肠移植1 268例。近年来,细胞移植在器官移植学科中占据了十分重要的地位。各种类型的器官移植目前已成为人类医治某些疾病的有效手段。据统计,肾移植1年有功能存活达95%以上,肝移植达70%～80%,心脏移植达80%,出现了大批5年、10年甚至20年以上移植器官功能完好,有充分生活能力、工作能力及正常精神与生理状态的长期存活者。

国际上相继出台与器官移植相关的准则与法律,以规范这个领域的活动。从伦理准则上看,具有代表性的文件是1987年5月13日于第40届世界卫生大会上通过的《人体器官移植指导原则》、1986年国际移植学会发布的《活体捐赠肾脏和尸体器官分配的准则》以及1968年美国医学会制定的《器官移植的伦理原则》。

2. 我国器官移植的发展史 我国于 20 世纪 60 年代启动器官移植工作。几十年来,我国器官移植的临床和科研工作取得了较大进展,目前年均器官移植数量仅次于美国,居世界第二,移植患者的 1 年生存率和 5 年生存率等指标也已居国际领先水平。但我国目前每年仍约有 30 万患者急需器官移植,每年器官移植手术仅为 1 万余例。凡是有资格的医院,患者都排成了长队。他们中的一些人,已在等待中离开了这个世界。

我国卫生部 2007 年 5 月 1 日开始实施《人体器官移植条例》,2011 年 5 月 1 日正式实施的《刑法修正案(八)》增加了有关器官买卖罪的部分,2013 年 9 月 1 日正式实施了《人体捐献器官获取与分配管理规定(试行)》,器官分配阳光运行有了制度保障,打破了移植器官受关系、金钱影响,这是一种进步之举,且 3 个法律法规构成了器官移植法律法规的框架。

器官来源匮乏制约我国器官移植事业的健康发展。2010 年以前,我国没有捐献体系,捐献无门。2010 年中国卫生部和中国红十字总会正式开启人体器官捐献试点工作,并于 2013 年成功在全国铺开。2012 年 7 月,中国人体器官捐献管理中心由国家批准成立。该机构负责全国人体器官捐献的宣传动员、报名登记、捐献见证等工作,同时负责建立人体器官捐献工作队伍并开发和维护国家人体器官捐献者登记管理系统。自 2013 年起,我国正式开展"中国人体器官捐献协调员"资格认证。截至 2015 年,全国共有 1151 名协调员,覆盖 28 个省、市、自治区。每一例器官捐献,都有协调员参与见证。目前已经在全国各地建立了系统的人体器官获取组织(简称 OPO)和统一的人体器官分配与共享计算机系统(简称 COTRS),让器官捐献程序整体变得透明化了。截至 2015 年 3 月 1 日,中国红十字会中国人体器官捐献管理中心已经登记注册的器官捐赠志愿者达 35290 名,见证了 3188 例成功捐献,治愈器官衰竭患者 8866 名。其中,从 2015 年 1 月 1 日到 3 月 4 日仅 2 个月的时间,我国公民器官捐献已达 381 例,共 1200 个器官,其中心、肝、肾等大器官达到 937 例。我国公民器官捐献进展迅速,但从数据看,公民自愿捐献器官率仍然偏低,中国器官捐献和器官移植工作仍然任重而道远。

二、器官移植的伦理问题

器官移植从产生开始就引起了伦理道德的争论,虽经过近一个世纪的医学发展,尤其近 20 年来器官移植技术有了突破性的进展,但因器官移植而产生的伦理学争议并没有完全解决,主要有以下几点。

(一)与供体相关的伦理问题

从临床的角度看,器官移植的关键在于获得可用于移植的正常器官或者组织,这对临床医学提出了一些伦理要求,也引发了诸多伦理问题。

1. 活体器官 器官来源于活体,成功率较高,但面临的伦理问题较多。主要存在的问题是如何保证不对捐献者造成致命伤害,同时使患者恢复健康或救助患者的生命,并防止以捐献为名进行器官买卖等。获得途径主要是自愿捐献。对于是否赞成器官买卖或器官商业化主要存在两种观点。赞成者的主要理论根据:

①允许器官上市买卖,可增加器官供应,解决目前器官奇缺的问题;②本人或其委托的代理人有使用和处置自己身体的自由;③器官上市可以使器官摘取及时,改善移植质量,缓解供体与家属之间的矛盾。反对者的主要理论根据:①个人利用或处置自己身体的自由是相对的,不是绝对的,比如禁止致残自己的肢体;②器官上市把人体各部分看成商品,削弱了利他主义的道德观,违反了平等公正的人道主义原则,如生活贫困者,为了生活只能出卖自己的器官,并非真正的自愿,这违背了自愿的伦理原则;③器官的商业化引发社会性犯罪。选用活体器官的原则是必须遵守严格的科学标准,摘除其中一个器官后要能维持供体的正常生理功能,要保障供体的整体身体健康。

2. 尸体器官 尸体器官是目前采用最多的一种器官供体来源,主要存在的问题是大多数人存在的文化习俗和思想观念使其不愿意捐献器官。反对者认为尸体是死者人格权的一部分,对其尸体的处理要尊重死者生前意愿,不能使用推定同意的方式摘除死者的器官。获取的途径有两种:①自愿捐献,即死者生前同意自愿捐献;②推定同意捐献,是政府授权医生允许其在尸体上采集所需要的组织或器官用于移植。自愿捐献与推定同意捐献的区别在于前者强调主动自愿、知情同意,后者不强调自愿,只要不反对即可。尸体器官的摘除要求医生必须在确认患者已死亡后才能实施移植手术,宣布患者死亡的医生与实施器官移植手术的医生不能是同一人。

3. 胎儿器官 从医学角度看,目前所有的器官来源中胎儿器官治疗效果最好。胎儿的器官、组织和细胞移植是目前临床医学上治疗帕金森病、糖尿病、镰状细胞性贫血最好的方法,但出于治疗目的培养胎儿是否合乎伦理,胎儿器官、组织和细胞的产业化是否符合伦理受到争议。胎儿器官来源较多,主要是自然和人工流产的胎儿。

4. 异种器官 异种器官是从动物身上采集的人类需要的器官。目前技术尚不成熟,而且面临着许多临床医学伦理问题。异种器官可能产生新的生物病原体,而人类对此病原体尚无准备,有可能对人类造成伤害。还有,如果动物的器官移植到人的身上,人是否会显示动物的特征,如果人在生育前就进行异种器官移植,他的下一代体内会不会存在动物的基因等问题。异种器官移植应注意的问题:①不能移植诸如睾丸、卵巢等生殖器官,有些器官(如脑组织)也不能移植,否则将严重违背伦理原则;②动物保护法不允许任何人损害国家保护动物,尤其是灵长类动物,否则就要受到法律制裁,这给异种器官移植带来了难题;③动物器官内蕴藏的病毒可能传染给人,动物的病毒可能给人体带来伤害,应加强异体器官移植的安全防范工作,这是必须考虑的伦理问题。

5. 人造器官 随着现代材料科学(如纳米材料)技术和人工智能技术的发展,人们陆续研制了可以代替人体脏器功能的机械装置,用以置换已丧失功能的人体脏器,这种机械装置称为人造器官。人造器官在一定程度上缓解了供体不足的问题并避免了供体选择的某些伦理难题,但是同时也引发了一些新的伦理法律问题。①靠人造器官生存的人的尊严和生命质量问题。在人体内植入人造器官就形成了人机共存的生命个体,这时人的生存在很大程度上依赖于人造器官。机械一旦出现故障,人的生命就立即受到致命的威胁。如当患者植入人工心脏这类装置后,就会完全依赖这种装置生存,患者几乎丧失了自主性和尊严。这时不是人控制装置而是装置控制了人。人造器官植入者的生命质量问题也不容忽视,以人工心脏作供体的心脏移植技术不仅成功率很低,而且即使手术成功,患者的存活时间也很短,患者只能带着严重的身心残疾和痛苦度过余生。②人造器官的应用与公正分配医药资源的矛盾问题。人造器官中,人工骨、人工关节、人工瓣膜植入可替代正常器官 5~10 年,但是由于人工脏器损坏和异常等原因,往往需要再次置换,导致耗损大量有限的医疗资源。要解决人造器官应用与公正分配医药资源的矛盾,就要以生命质量好坏、社会价值大小和医疗技术高低为主要标准来分配卫生资源。

(二)与受体相关的伦理问题

器官受体的伦理问题主要涉及器官的分配问题。需求量大的受体与有限的供体之间存在着尖锐的矛盾,如在供体供不应求的情况下优先给谁移植,是按先后排队顺序还是按出钱的多少或是按病情的严重程度?对康复希望很小的患者实施器官移植术是否合适?因此,医生面临着受体选择的伦理问题,必须做到公正。器官受体的伦理问题还涉及受体的知情同意原则,器官移植手术的技术难度大、风险高、医疗费用昂贵,医生将有关信息详尽告知患者和家属,在患者知情同意的情况下实施手术是非常重要的。

三、器官移植的指导原则

2008 年 5 月,WHO 执委会第 123 届会议讨论了人体细胞、组织和器官移植问题,形成了《世界卫生组织人体细胞、组织和器官移植指导原则(草案)》,共包括 11 项指导原则,为以治疗为目的的人体细胞、组织和器官的获得和移植提供了一个有序、符合伦理标准并且可接受的框架。具体指导原则如下。

(1)细胞、组织和器官可以从死者或者活体身上摘取用于移植,如果:①已得到符合法律规定的任何同意意见;②没有理由相信死者生前反对这种摘取。

(2)确定潜在捐献人死亡的医生,不应直接参与从捐献人身上摘取细胞、组织或器官,或参与随后的移植步骤。这些医生也不应负责照料此捐献人的细胞、组织和器官的任何预期接受人。

(3)死者的捐献应显现出其最大的治疗潜力,但成年活人可在国内法律允许的范围内捐献器官。活体捐献人一般应与接受人在基因、法律或情感上有关系。活体捐献在以下情况下才可接受:捐献人知情并获得其自愿同意,已保证对捐献人的专业照料和完善组织后续步骤,并已审慎执行和监督捐献人选择标准;应以完整和可理解的方式告知活体捐献人其捐献可能存在的危险、捐献的益处和后果,捐献人应在法律上有资格和能力权衡这些信息,捐献人应自愿行动,不受任何不正当的影响和强迫。

(4)除了在国家法律允许范围内的少数例外情况,不可出于移植目的从未成年人身上摘取任何细胞、组织或器官。应当具备保护未成年人的具体措施,在任何可能情况下都应在捐献前获得未成年人的同意。对未成年人适用的内容也同样适用于没有法定能力者。

（5）细胞、组织和器官应仅可自由捐献，不得伴有任何金钱支付或其他货币价值的报酬。购买或提出购买供移植的细胞、组织或器官，或者由活人或死者近亲出售，都应予以禁止。禁止出售或购买细胞、组织和器官不排除补偿捐献人产生的合理和可证实的费用，包括收入损失，或支付获取、处理、保存和提供用于移植的人体细胞、组织或器官的费用。

（6）可依据国内法规，通过广告或公开呼吁的方法鼓励人体细胞、组织或器官的无私捐献。应禁止登广告征求细胞、组织或器官并企图为捐献细胞、组织或器官的个人提供或寻求付款，或在个人死亡情况下，为其近亲提供或寻求付款。参与对此类个人或第三方付款的中间行为也应予以禁止。

（7）如果用于移植的细胞、组织或器官是通过剥削或强迫，或向捐献人或死者近亲付款获得的，医生和其他卫生专业人员应不履行移植程序，健康保险者和其他支付者不应承担这一程序的费用。

（8）应禁止所有参与细胞、组织或器官获取及移植程序的卫生保健机构和专业人员接受超过所提供服务的正当费用额度的任何额外款项。

（9）细胞、组织或器官的分配应在临床标准和道德准则的指导下进行，而不是出于钱财或其他考虑。由适当人员组成的委员会规定分配原则，该原则应该公平、对外有正当理由并且透明。

（10）高质量、安全和功效好的操作程序对捐献人和接受人同样极为重要。对活体捐献人和接受人双方都应进行细胞、组织或器官捐献及移植的长期效果评估，以记录带来的好处和造成的伤害。移植用的人体细胞、组织或器官属于具有特殊性质的卫生产品，其安全、功效和质量水平必须不断加以维护并做到最大化。这需要有高质量的系统加以实施，包括可追踪机制和防范机制，并伴有不良事件和不良反应的情况报告，这对国内和输出的人体产品都应如此。

（11）组织、实施捐献和移植活动以及捐献和移植的临床后果，必须透明并可随时接受调查，同时保证始终保护个人匿名以及捐献人和接受人的隐私。

四、器官移植的伦理要求

（一）维护利益，实现双赢

在器官移植的全过程中，医务人员必须关心、维护供者和受者的健康利益，使供者和受者双方的权利得到同等的保护。对预期的器官供者，不允许降低医护标准，应提供一切必要的救治手段，防止供者发生意外，且供者一方抢救医生不得参加移植手术。对受者必须经过认真全面地评估其他疗法的可能性和有效性之后，再决定是否进行器官移植。在尸体器官移植问题上，要采用当前公认的科学测试方法确定供者已经死亡。移植生命攸关的单一器官时，除受者一方医生外，还需供者一方医生共同以临床判断确定供者死亡。器官移植手术应由经过专门训练、有实验室和实践经验、掌握专业技术的医生来施行，并要在具备必要设施、能保护供者和受者双方健康和安全的医疗机构中进行,尽量争取移植手术的成功。同时,在器官移植手术中,医务人员要保守受者和供者双方个人隐私。

(二)坚持标准,公正分配

器官移植是费用高的先进技术,涉及设备、器官等卫生资源问题,存在着器官供不应求和负担不起高昂费用的实际问题。对器官移植中卫生资源特别是器官的分配,应坚持医学标准,参照社会价值标准,尽量做到公正分配,并且使器官得到最佳利用。发达国家对器官移植有关资源本着效用和公正原则进行分配。考虑代价与收益、风险与收益问题,进行权衡比较,当收益大于代价、大于风险时进行器官移植才有意义。在器官分配的具体实施中,按下列因素、次序综合评判,公正选择受者。①医学标准(适应证和禁忌证);②个人和社会的应付能力(包括患者配合治疗的能力和患者家庭的生活环境,患者在家庭和工作环境中的角色地位,可得到他人支持的程度);③患者余年寿命状况等。对此,美国医院伦理委员会制定了合理分配卫生资源的五个原则:①回顾性原则:照顾患者过去的社会贡献。②前瞻性原则:考虑患者未来对社会的作用。③家庭角色原则:家庭主要角色优于其他家庭角色。④科研价值原则:有科研价值者优于一般患者。⑤余年寿命原则:考虑患者年龄状况等。由医院伦理委员会照此原则投票进行选择。我国从 2013 年 9 月 1 日起,全国 165 家具有器官移植资质的医院强制使用国家卫生和计划生育委员会的中国人体器官分配与共享计算机系统,由计算机评分决定谁先移植,使分配程序变得更加透明化。

(三)知情同意,准确判定

医务人员应当在器官移植前,同供者、受者双方或其亲属及法定代理人充分讨论移植程序,客观说明已知和可能发生的危险,在此基础上,获得供者方和受者方的知情同意。对活体捐赠者,坚持符合标准、无任何压力、出于利他动机和让其明确利弊、获取同意的前提下摘取器官,并尽量减少并发症。对尸体捐赠者,坚持亲属知情同意和医务人员准确无误地判定死亡后摘取器官。

(四)完善法规,反对买卖

器官商品化,即通过信贷方式相互交换器官或在保障供者生命不受影响的条件下,出售适用的成对器官中的一个。器官商品化虽然可以增加移植器官的来源,有利于患者及时得到治疗,但是,其结果必然是穷人出售器官,富人购买器官。1983 年美国医生雅各布斯(Jacobs)建议成立"国际肾脏交易所",经销肾脏。其经销内容是购买第三世界贫民的肾脏,然后销往美国。鉴于此,美国于 1984 年立法,视买卖器官为非法。1989 年在渥太华召开的首届器官移植学术会议上,也确认器官商品化是不能接受的。我国也于 2011 年将器官买卖罪纳入《刑法修正案(八)》。因此,医务人员应坚决不参与任何形式的有关器官移植的商业活动。

总之,医务人员应自觉履行对供者、受者和社会的责任,减少器官移植引发的伦理问题,更不得参与从事任何有违伦理和法律的器官移植活动。

第二节 基因诊断与基因治疗的伦理分析

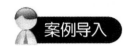 案例导入

【导学案例1】 国际顶级科学期刊《自然》杂志的网站2015年4月22日率先披露说,中国中山大学副教授黄军和他的团队的最新研究报告显示,他们完成了全球第一例在人类胚胎进行的基因修改实验,报告"静悄悄"地发表在3月的《蛋白质与细胞》杂志上。报告显示,他们从医院获得了86个无法发育成婴儿的问题胚胎,并对当中与地中海贫血症有关的基因细胞进行基因编辑实验,28个胚胎的基因被成功修改。这项研究在学术界引发伦理争议。哈佛大学干细胞生物学家乔治·戴利表示,这是世界上首例运用这一技术修改人类胚胎基因的尝试,是个里程碑,也是个警告。乔治·戴利称,这一研究结果给那些认为基因编辑能完全消除疾病基因的人严厉警告。支持者认为,修改人类胚胎基因能够在婴儿出生之前就清除致命疾病,因而拥有广阔的未来。反对者则表示,修改后的基因可以遗传,将来可能会造成意想不到的后果。德国生物基因研究专家珍恩克说,讨论是必要的,这种研究的前提是符合法律规定和伦理约束。请思考:

（1）对此你持什么态度？为什么？

（2）基因诊断与基因治疗有哪些伦理要求？

【导学案例2】 40岁的张某是一个节目主持人,促使她做老年痴呆症基因筛查的原因是她的外婆和母亲都患有老年痴呆症。经过网上搜索和筛选,张某选定了一家位于深圳的基因检测中心,通过网上支付599元后,用基因检测公司快递的特制试管收集自己唾液,密封后快递给公司实验室。在等待检测结果的那段时间是最难熬的,可以用如坐针毡来形容。3周后,张某收到自己的"老年痴呆症"基因检测结果。收到结果的那一刻,张某整个人都懵了,不知道自己究竟该不该看密封的检测报告。张某最终还是怀着忐忑的心情查看了报告。检测结果告诉她,她没有从双亲中任何一方的家族遗传到会加大患老年痴呆症风险的基因,但这并不意味着她今后绝对不会患病,只不过她体内没有目前已知的致病基因。张某开始坐卧不安,每天忧心忡忡。请思考:

（1）你会考虑去做基因筛查吗？为什么？

（2）基因诊断与基因治疗面临哪些伦理问题？

知识支撑

在生命科学中,基因是人类今后揭开生老病死之谜的钥匙。人类的所有疾病都与基因有关,如果人体基因的密码被破译,所有关于人类生长、疾病、死亡、遗传的秘密都将揭开,许多不治之症将得到很好治疗。可以肯定地说,基因诊断、治疗技术是未来医学中的主流技术,但它也是一把双刃剑,既可为人类健康作出重要贡

献,也可能损害人的健康,甚至给人类带来毁灭性的灾难。因此,关注基因诊断、治疗技术中的伦理问题,提出相应的伦理要求是十分必要的。

一、基因诊断与基因治疗概述

(一)基因诊断与基因治疗的含义

1. 基因诊断的含义　基因诊断是直接探查 DNA 分子上基因的存在或缺陷,以对人体的状态和疾病做出诊断的一种方法。有人也称为 DNA 诊断,或 DNA 探针技术,或基因探针技术。

2. 基因治疗的含义　基因治疗是指通过基因水平的操纵而达到治疗或预防疾病的方法。基因水平的操纵主要包括用正常基因替代致病基因、封阻或剪断致病基因、修复被损害的基因和重建正常的基因表达调控体系等内容。基因治疗可分为性细胞基因治疗和体细胞基因治疗,又可分为体外基因治疗和体内基因治疗。

(二)基因诊断与基因治疗的发展史

现代遗传学认为,基因是具有遗传效应的 DNA(脱氧核糖核酸)分子片段。基因位于染色体上,并在染色体上呈线性排列,基因不仅可以通过复制把遗传信息传递给下一代,还可以使遗传信息得到表达。简单地讲,不同人种之间头发、肤色、眼睛、鼻子等不同,是基因差异所致。人类只有一个共同基因组,人类基因组是人类遗传物质 DNA 的总和。1953 年美国的两位科学家沃森(Waston)和克里克(Crick)提出 DNA 分子的双螺旋结构模型,这一划时代的发现奠定了现代分子生物学的基础,此后人们对基因结构和功能的研究进入了核苷酸水平。1985 年美国的一次学术讨论会首次提出了测定人的全部基因的设想。1990 年 10 月经美国国会批准,"人类基因组计划(HGP)"在四个国家的资助机构资助下开始启动,其中先后有六个国家加入。我国于 1999 年 9 月加入人类基因组研究计划,负责测定人类基因组全部序列的 1%,我国也是参与这一计划的唯一发展中国家。2000 年 6 月 26 日,参与该计划的国家同时公布了人类基因组工作框架图。2001 年 2 月 12 日中、美、日、德、法、英等 6 国科学家和美国塞莱拉公司又联合公布了人类基因组图谱及初步分析结果。其初步分析表明,人类基因组由 31.647 亿个碱基对组成,共有 3 万至 3.5 万个基因。人类基因组图谱及初步分析结果的公布推动了基因组测序工作及基因功能的研究和基因技术的应用,从而推动了整个生物技术的发展。2003 年 4 月最终绘成人类基因组完整图谱,并进一步分析每一个基因的结构和功能。2004 年,人类基因组完成测序。2005 年,人类 X 染色体测序工作基本完成,并公布了该染色体基因草图。这些结果被应用到疾病的诊断、治疗等领域。2013 年 4 月 2 日美国正式公布"推进创新神经技术脑研究计划",简称"脑计划",以探索人类大脑工作机制、绘制脑活动全图,并最终开发出针对大脑不治之症的疗法。业内专家认为,这项计划的意义可与"人类基因组计划"相媲美。人类基因治疗在我们面前展示了美好的前景,人类终于找到了遗传病和各种遗传相关病的治疗办法,基因治疗技术将成为临床医疗技术中的一个重要组成部分,在未来的医疗卫生事业中将发挥重大作用。但是我们应该清醒地认识到基因治疗技术刚刚诞生几年,作为一种治疗手段还不成熟,人们对它还存在一些忧虑和恐惧。

二、基因诊断与基因治疗的伦理分析

基因的发现和基因技术的发展是 20 世纪最具历史意义的生物学成就,也让人类得以更加深入地了解一些疾病的本质,给临床医学带来许多新的治疗方式。但同时,提出了很多令伦理学界、法学界、心理学界倍感困惑的问题。所有基因密码被破译后,人类不仅能征服一切与基因有关的疾病,而且还可能创造出自然界中从未有过的生物。如不加以限制地任其发展,是否会发生违背自然规律、违背伦理道德的问题。

(一)基因诊断与基因治疗的伦理问题

人类基因组研究的直接结果是基因诊断、治疗技术作为生物诊疗方法异军突起。其成功将导致 21 世纪的医学革命,医学有可能成为"治本"的医学、预测性医学,真正能够实现预防为主的理想。同时基因诊断、治疗技术也与许多伦理及价值问题纠缠在一起。

1. 基因诊断中的伦理问题 "人类基因组计划"的成果,首先用于基因的诊断、致病遗传基因的检测。在一定意义上,所有的疾病都是基因病,都能从基因中找到原因。通过人类基因组全图与患者基因图的对照比较,我们就能识别疾病的致病或与致病相关的基因。而通过现在发展起来的基因芯片技术,就能在疾病早期实现快捷、准确的致病基因识别。然而基因诊断技术的应用又给传统的道德观念带来巨大的冲击。

(1)基因取舍问题:若对未出生的胎儿进行遗传检测,尽管可以实现准确的产前诊断,以确定胎儿是否带有基因缺陷,但是我们对含有遗传病或将来可能发病基因的胎儿是继续保留还是舍弃呢? 站在生命质量的立场上,应该舍弃,应该劝说父母选择流产,但有的父母不愿意流产又怎么处理呢? 何况,又有多少胎儿完全没有缺陷基因呢? 即使是缺陷基因,你又能肯定这种基因毫无用处、没有特殊功能吗? 有报道称,少数白种人在 1 个基因中有 31 个核苷酸的缺陷,但它能抵抗艾滋病病毒感染;一种造成珠蛋白生成障碍性贫血的致病基因,带这种基因的人患有贫血病,但比不带这种基因的健康人更能抵御恶性疟疾。这些基因是"好"基因,还是"坏"基因? 我们又该如何取舍呢?

(2)基因歧视问题:基因诊断可以检测出一个人的基因特征,假设对普通人实施基因检测成为常规,那么人们是否会因自己生而有之的基因特征或基因缺陷而受到歧视呢? 有报道称,美国有不少公司已开始对其职员或求职者进行基因检测,某些研究机构正着手建立所谓的"智力基因库"。这类事情如果处理不当,可能会引起因基因缺陷而受到歧视,保险公司拒绝投保、公司招聘不予录用、追求配偶不予选择等社会问题发生。检测后的基因信息不仅会影响个人,也会影响家庭和社会,甚至有人预测将会引起基因歧视浪潮。

(3)基因隐私问题:能够反映一个生命的全部奥秘和隐私的基因图谱正改变

着我们传统的隐私权的涵义。基因诊断能发现一个人的基因隐私,这种基因隐私由谁拥有,是本人或其父母,还是专门人员如医生?谁有权使用和公开这些信息?这都涉及基因隐私权的保护,需要制定相关法律来规范这类行为,确保个人基因隐私权不受侵犯。如果通过基因诊断发现患者有缺陷基因甚至是致病基因,那么医生是否应为患者保密?如果为患者保密是否损伤了其配偶和未来孩子的利益?那么,其配偶和孩子是否可以控告医生?如果医生泄密,影响患者的升学、就业、婚姻、保险,那么医生是否应负责任?这都是难以回答的伦理问题。

2. 基因治疗中的伦理问题　通过对人类基因组图谱的研究,人类可了解自身体质的弱点和对某种疾病的易感性和抵抗性,这样就有可能有针对性地预防和治疗基因疾病、修正基因缺陷。但基因治疗技术的应用会带来下列伦理问题。

(1) 基因设计问题:随着基因组学研究的深入,一旦完全破译了人体遗传密码,揭示了人类生命的奥秘,就意味着人类同时获得了重新设计自己的能力,即人们常讲的"基因设计",由此将引发"伦理炸弹"。基因能如同零件一样被任意组装成"品牌婴儿"吗?人还能够称之为人吗?人的尊严在哪里?人性又在哪里?那时,人人都希望自己或下一代更聪明,希望通过基因修改而使自己更聪明,甚至干脆就凭空制造出一个聪明的生命。考虑到费用因素,基因设计中的增强基因工程和优生基因工程最终将成为有钱人的专利,这难道公平吗?

(2) 基因改造问题:当人们发现了某种致病基因后,再治这种病就非常简单。可以在发病前就设法预防它的发作,也可以设法修饰或改变这个基因的表达,比如癌症、糖尿病、哮喘、高血压等现代医学无法根治的病,都可采用基因治疗。但问题是基因治疗可以滥用吗?如通过把控制人体肥胖的基因植入人体,该人可以毫无顾虑地想吃什么就吃什么,不用担心身体发胖而放弃许多美味佳肴;又如将生长激素基因或高智能基因植入正常生长的后代体内,使其长成一个大个子篮球运动员或一个智力超群的科学家,这类基因治疗是否允许呢?有一些基因,如造成人变成先天愚型的,是致病基因。我们可以同意它是"不好的",暂且认可基因治疗来改造它。但是有些基因,只能是"不合意的",如你觉得皮肤白才是美,但非洲人认为越黑才越美;你认为瘦才美,但有些地方以胖为美,难道我们能为一时的风尚通过基因治疗来改变一个人一生的基因吗?况且,即使是致病基因也并不一定都"不好"。现在我们提倡优生优育,是不是可以利用基因疗法来改造我们民族的素质呢?如果只为了把孩子养育得更健康,我们尚且认可,但如果是为了对人性乃至人种的筛选、改造又行不行呢?人人应该是平等的,残疾人是不是该与健康人一样享受生存权呢?这些都是我们不能漠视的问题。另外,目前的基因工程技术还没有完全解释人类基因组的运转机制,还未充分了解基因调控机制和疾病的分子机制,此时对人体细胞进行基因改造,难道不危险吗?

(二) 基因诊断与基因治疗的伦理要求

1. 坚持人类尊严与平等原则　通过基因诊断可以发现人的基因缺陷,出于人格尊严与平等的考虑,医务人员应对患者的基因隐私予以保密,以防患者因其基因型被泄漏而遭到歧视,得不到公平对待。医务人员应该像对待带有正常基因的健康人一样,平等地对待有基因缺陷的患者,尊重其人格和权利,坚决反对基因歧视行为。而且不能把患者仅仅作为治疗或实验的对象,更不能为某种利益或压力而损害患者利益。基因知识的应用,不应该给患者、当事人、受试者以及利益相关者造成伤害,那种打着改良人种的幌子,滥用基因技术,危害人类的行为是极不道德的行为。

2. 坚持知情同意原则　实施基因诊断、治疗,医务人员出于对患者个人自主权的尊重,一定要向患者或其家属就有关情况进行说明,让其充分了解有关信息,然后再做出是否接受基因诊断、治疗的决定,这就是知情同意或知情选择原则。医务人员绝不可用蒙蔽、欺骗、压制等办法剥夺患者的知情选择权而实施基因诊断和治疗。发达国家的某些机构为了搞基因研究,曾经到发展中国家去采集基因样本,但是对基因提供者隐瞒自己的研究目的,这种行为显然违背了知情同意原则,是不道德的。

3. 坚持科学性原则　开展基因诊断、治疗必须有严谨的科学态度,决不可急功近利,更不能为经济利益而给患者带来痛苦、伤害,只有讲科学,才能切实保障并维护患者利益。在临床上,必须具备下列条件才能进行基因治疗:①具有合适的靶基因,即作为替代、恢复或调控的目标基因;②具有合适的靶细胞,即接受靶基因的细胞;③具有高效专一的基因转移方法,以使外源靶基因导入靶细胞内;④基因转移后对组织细胞无害;⑤在动物模型实验中具有安全、有效的治疗效果;⑥过渡到临床试验或应用前需向国家有关审批部门报批。总之,整个基因治疗实施过程必须符合医疗规范和伦理规范。

4. 坚持优后原则　由于基因治疗的独特优势和技术上的难度和复杂性,目前在是否采用基因治疗时,通常遵循优后原则。所谓优后原则就是对某种疾病在所有疗法都无效或微效时,才考虑使用基因治疗。根据优后原则,基因治疗的主要病种为恶性肿瘤、神经系统疾病、遗传病、感染性疾病(如艾滋病)和心脑血管疾病等。从1990年开始的基因疗法已经进行了成百上千个基因实验,但至今没有一个具有真正严格意义的临床效果。更有甚者,许多科研机构由于受私人财团、基金会和公司的资助,不顾政府禁令,开展绕过优后原则的基因治疗。这种违背患者利益的基因治疗行为显然是不道德的。

5. 坚持治病救人原则　基因的异常可发生在体细胞中,也可发生在性细胞(精子和卵子)中,后者异常的基因信息可遗传,故基因治疗既可针对体细胞,也可针对性细胞。基因的异常另有一种特例——人工造成的基因修饰,如在正常人的基因组中加添某种动物的"强壮基因"或美人的"美容基因""保嫩基因"及聪明人的"智慧基因"等等,总之希望使人在某些方面具有更优越的特点,这种基因水平上操纵的行为我们称之为"基因美容"或"基因增强",它在性质上与基因治疗迥然不同。在伦理道德上,目前只有用于治病救人的基因治疗才被接受和允许进行。至于对人的正常基因进行补充使人的某些特征得到所需要的改变的行为则是不允许的。因为这种非治疗性的增强基因工程运用(或滥用)会导致严重的伦理、社会问题,尤其是如果增强基因工程用于生殖细胞,就意味着当代人将其价值观强加于未来世代,还会引发新的种族歧视或基因歧视。

(刘　霖)

能力检测

一、名词解释

1. 器官移植

2. 基因诊断

3. 基因治疗

二、填空题

1. "人类基因组计划"参与国家中,美、日、德、法、英属于_____国家,中国属于_____国家。

2. 我国器官移植始于_____。

三、选择题

1. 对参加器官移植的医生,应该特别强调的道德责任可除外( )。

A. 对本人供职的医院,大力宣传器官移植优势,塑造医院良好形象

B. 对活体器官捐赠者,必须在严格坚持各项标准的情况下摘取器官

C. 对尸体器官捐赠者,坚持亲属知情同意、死亡判断准确无误

D. 对器官分配,尽量体现社会公正

E. 对接受者,坚持正确的医疗动机并尽量保证手术成功

2. 选择器官移植受者首要的标准是( )。

A. 受者的权利　　　　　　　B. 受者过去的成就

C. 受者未来可能的贡献　　　D. 受者在家庭中的地位

E. 移植的禁忌证与适应证

3. 基因诊断及治疗所带来的伦理问题应除外( )。

A. 胎儿生命权与父母选择权可能出现冲突

B. 人类遗传物质的纯洁性、神圣性是否受到了亵渎

C. 诊断及治疗时导入的基因如何正确表达

D. 对个体和人类社会是否安全

E. 生殖细胞的基因治疗是否可行

四、简答题

1. 器官移植有哪些伦理要求?

2. 基因诊断与基因治疗有哪些伦理要求?

第七章 护理科研与护理管理伦理

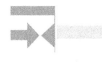

 学习目标

1. 知识目标
(1) 解释护理科研、护理管理的含义。
(2) 说出护理科研的伦理意义、伦理准则、人体实验和护理管理的伦理规范。
(3) 列举人体实验的伦理要求及护理伦理在护理管理中的作用。
2. 能力目标
(1) 能运用护理科研与护理管理中的护理伦理规范指导、调整自己的行为。
(2) 学会运用护理科研中的伦理准则、人体实验的规范及护理管理的伦理规范分析、解决护理工作中的伦理问题。
3. 素质目标
(1) 具有认真、严谨的学习态度和实事求是的工作作风。
(2) 具有全心全意为人民健康服务的理念和为护理科研献身的精神。

重点：护理科研的伦理规范及护理管理的伦理规范。
难点：人体实验的伦理规范、护理领导者的素质。

第一节 护理科研伦理

案例导入

【导学案例1】 美国医生在 20 世纪 30 年代起就开始研究梅毒,目的在于确定慢性梅毒的损伤哪些由感染引起,哪些由治疗引起(当时治疗应用的是重金属砷、汞等)。梅毒是一种性传播疾病,在现代抗生素出现之前,它比今天的 AIDS 更令人畏惧。事实上,1945 年青霉素得到了广泛使用,小剂量的注射即可治愈病患感染的梅毒病毒。至此,原来的梅毒研究方式理应终止。然而,1945 年后,原先的梅毒研究方式并未停止,依然继续,Tuskegee 研究在性质上更加恶劣——他们采取主动措施来阻止患者获得治疗,让患者在科学的名义下继续面对痛苦与死亡。直到 1971 年一家媒体的记者揭露了此事,此项研究才被中止。在该事件中,399 名梅毒患者在没有治疗的情况下——他们甚至对自身所患疾病并不知情——受到了长达 40 年的病情检测。这些研究是由美国公众健康服务部的医生和科学家进行的,这个研究中的关键人物是一个名为 Rivers 的黑人护士,她了解这些患者的情况,并负责带领他们前往 Tuskegee 学院接受定期检查。对于患者而言,除了有时被告知他们具有"坏血"外,并不了解自身疾病的真相。他们接受科学家对其每年进行的定期身体检查,作为回报,他们得到了免费的食物、免费的医疗条件(当然除了治疗梅毒以外)和每年一次免费乘坐 Rivers 护士汽车的权力。他们还被告之,在死后会得到免费的安葬。在这个实验的初期阶段,的确是没有治疗梅毒的特效药,但即使在这个阶段,Tuskegee 研究在道德层面仍存在很多尖锐的问题。请思考:

(1) 该研究违反了哪些人体试验伦理规范?

(2) 护理科研中应遵循哪些伦理准则?

【导学案例 2】 两位内科消化专业研究生,选择了胰癌早期诊断的科研项目。此课题需要在患者身上抽 200 mL 血做抗原测定。针对能否在晚期胰癌患者身上抽 200 mL 血,两位研究生发生了争执。甲认为这样做不人道,在快要死的患者身上抽血,无疑会增加患者痛苦,而且可能加速死亡,这不符合医生救死扶伤的职责。乙的观点与甲相反,认为患者为科研做点贡献也未尝不可。请思考:

(1) 你对此持什么态度?为什么?

(2) 学习护理科研伦理有何意义?

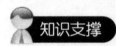

护理科研是用科学的方法反复地探索、回答和解决护理领域的问题,直接或间接地指导护理实践的过程。它是现代护理的重要组成部分,是护理学发展的关键环节。护理科研伦理是指护理科研工作者在参与临床医疗科研和护理科研中应遵循的道德准则,它既是护理科研工作沿着健康轨道发展的重要条件,也是实现以现代化护理科研和医学科研促进人类健康这一目标的重要保证。

一、护理科研的特点及伦理意义

(一)护理科研的特点

护理科研是人们为了反映和揭示人体的健康、疾病及其防治中的本质和规律而进行的一种实践活动。其特点包括以下几个方面。

1. 研究内容的广泛性 生物-心理-社会医学模式在护理范围及护理工作组织形式等方面提出来新的理解和要求。护理科研以医学伦理学和护理专业知识为基础,同时结合了人文科学、社会科学、自然科学知识进行相关性研究,使护理学的内容日益丰富与深入发展,如护理心理学研究、护理伦理学研究、护理教育学研究、护理管理学研究、康复护理研究以及预防保健、老年保健等方面的探索与研究。同时护理学与医学相关的学科研究也日益增多,如临床新技术应用中的护理研究、护理与预防医学相关内容的研究等。现代护理学正在由单纯医院内临床护理研究向医院外社区护理研究,由单纯的疾病观察及护理的研究向疾病预防、保健方面的研究发展,由单纯生理、病理角度研究转向心理治疗、康复护理的研究,由单纯的疾病研究转向对患者整体护理的研究发展。

2. 研究对象及过程的复杂性 护理科研的对象是人,人与人本身在形态、生理、精神、所处的环境和条件等方面存在着个体差异,而且人是自然属性和社会属性的统一体,其复杂性十分突出。从一个患者身上或从一种疾病中总结的经验不可能直接应用到另一个患者或者另一种疾病上。这要求研究工作必须对病情资料、患者差异等信息进行严谨、一丝不苟的分析、处理、总结和概括。

3. 研究的实用性 随着诊疗技术的更新、治疗手段的发展、医学模式的转变,患者对健康的追求层次也越来越高,因此护理研究工作必须围绕探索合理的护理程序、改进护理操作方法、在护理工作中引进现代科学技术来开展,使广大患者得到最科学、最满意的护理,从而早日恢复健康。并且由于对人的性质、规律、现象单纯地用生物医学规律、模式和方法难以阐明和解释,故还必须用医学心理学和社会医学的规律去说明,这样才能体现研究的对象是人,其研究成果也能服务于人。

4. 护理科研的时代性 21世纪以来,人类在教育、科研、经济等多方面实现了全球化、国际化,许多学科之间相互渗透,使各个领域都呈现出广阔的发展前景。在医学护理领域也是如此,新理念、新方法、新技术层出不穷。作为护理科研工作者不能漠视时代的发展和社会的进步,在科研中,要带着爱心,把中医的整体观(即统一性和完整性)和西医的组织观结合起来,充分体现时代性,把生物的人和社会的人结合在一起,要运用现代医学心理学、现代医学伦理学、现代社会医学和现代医学人类学等学科知识,在相关法律法规的指导下去研究护理工作,使护理事业跟得上时代的步伐。

(二)护理科研的伦理意义

1. 护理科研伦理是评价护理科研成果的重要标准 作为一名合格的护理科研工作者,应遵循护理科研工作本身的客观规律,正确运用各种研究手段、思维方式和实验方法,时时刻刻以高尚的职业素质要求自己,以严格的道德规则约束自己。踏踏实实、勤勤恳恳地做好研究工作的每一个环节,端正科学态度,为科研成果的科学性、真实性奠定坚实的基础。

2. 护理科研伦理能够促使护士正确认识自身的价值 高尚的护理科研伦理能激发护理科研人员对自身所从事的事业的热爱和忠诚,正确认识自己的职业和自身价值,勇于承担护理科研任务。

3. 护理科研伦理能够促使护士最大限度地开发聪明才智 高尚的护理科研伦理能够激发护士的开拓精神和创新精神,最大限度地发挥护士的聪明才智,使护士自觉地把造福人类作为科研的根本宗旨和目的,为人类的护理事业做贡献。

4. 护理科研伦理可以净化护士的心灵 高尚的护理伦理能使护士正确对待个人名利,时刻把患者的利益和社会的利益放在首位,促进他们与其他个人及集体协作,促进护理事业的发展。

二、护理科研伦理规范

1.目的明确,动机纯正　护理科研具有明确的目的,即改变护理观念,改进护理方式方法,认识人体生命的本质,寻求增进健康、预防疾病、恢复健康、减轻痛苦的途径和方法,提高人类健康水平和生活质量。简言之,护理科研的目的是提高护理质量、促进人类健康。因此,护理科研的动机不可以是为了个人或者某些小集体的利益。

2.不断求索,献身科学　科研工作的道路并不是一帆风顺的,随时都会遇到各种难以想象的困难、险阻和挫折,甚至会有生命危险,有时还会受到社会舆论和各种因素的干扰。面对各种困难和阻力,科研工作者要不惧艰难、挫折、嘲笑和打击,始终坚信真理、绝不动摇,正确面对失败。以不断探索、创新的精神,在科学研究的道路上不断前进。

3.尊重科学,严谨求实　实事求是是科学的生命。在护理科研中,护士应严肃认真、一丝不苟,在扎实的业务知识、临床实践和统计学知识基础上进行科研设计,坚持以科学的方法为指导,使之具有严格性、合理性和可行性。

(1)护理科研选题的伦理要求:一是科研动机明确,符合人民健康需要;二是尊重客观事实,一切从实际出发;三是选题要有创造性,要赶超世界先进水平。

(2)科研实施过程中的伦理要求:设计要科学、实验要规范、数据要准确。

(3)科研成果发表的伦理要求:为了晋升职称等个人利益而抄袭、窃取他人成果,花钱发表论文、出版著作的不道德行为,教育腐败和学术腐败必须坚决杜绝。

(4)科研成果应用中的伦理要求:在科研成果的应用中,科研人员不谋私利,把造福人类的道德选择放在第一位。

4.尊重同道,团结协作　在科研工作中,团结协作和相互支持既是社会主义科研职业道德的一种体现,也是医学科学技术发展的客观需要。随着医学诊疗技术的发展和医疗规模的扩大,分科越来越细,分工也更加具体。从科研的过程来看,从确定课题、收集资料、加工整理到实验室实验、临床试验,最后形成研究报告,每一个环节都需要合作。护理人员应在科研过程中正确对待自己和他人的劳动成果,坚持互助、平等、公正的原则,加强道德修养,不独享科研成果,按实际贡献的多少去分享和排列名次。

5.善待成果,善用成果　科研成果来之不易,汇聚了个人与集体的智慧与汗水。护理科研伦理提倡研究者在取得成果后正确对待科研成果所带来的利益和荣誉,要求参与者互相尊重,在荣誉面前表现出高尚的谦让精神,按贡献大小进行利益分配,切不可把物质利益当做追求目标,斤斤计较个人利益。

在护理科研工作中,抄袭、剽窃他人成果等行为是缺乏科研道德甚至是违法的。在追求科研中的荣誉和成绩时,要实事求是,不能为了名利而不择手段。

对于研究成果,由于国家和社会制度不同,科研所追求的目的和目标也不同,加上科学技术往往随着社会制度的矛盾和竞争的需要而发展,谁占有先进的科研成果多,在竞争中取胜的可能性就大。因此,科研工作与科研成果也存在一定时间

NOTE

和一定范围内的保密问题。对科研工作和科研成果不仅要依靠专利法保护国家、集体、个人的合法权益，还必须服从国家、民族的利益。随机泄露机密，不仅要受到道义上的谴责，还要受到法律的制裁，只有这样才有利于护理科研的发展，也有利于科研成果的推广和应用。

第二节　人体医学研究伦理

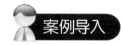
案例导入

【导学案例1】　某科研小组，利用中、重度哮喘的患者，给不同剂量的呋塞米雾化吸入治疗进行单盲人体实验。自愿参加的受试者在实验前停用平喘药一天，除有明显低氧血症的患者给予30%氧气吸入外，均不加用其他药物。治疗组给不同浓度呋塞米生理盐水溶液雾化吸入20 min，对照组仅给生理盐水雾化吸入，观察4 h。结果治疗组85%有效；对照组除1例起效和1例无变化外，82%的受试者肺功能较前恶化。请思考：

（1）人体实验应遵守哪些伦理要求？

（2）本案例违反了人体实验的哪些伦理要求？

【导学案例2】　731部队是二战期间日本军队的一个秘密军事机构。它名义上是水处理厂，实际是利用人体实验进行细菌战及其他研究的罪恶组织。它的总部位于中国东北哈尔滨附近的平房。当时，该地区是伪满洲国的管辖地。731部队的负责人是日本军医和细菌专家石井四郎，总部下设8个部门（如研究部和实验部等），共有3000多名工作人员（其中1600人为研究人员）。它开展子弹创伤、烧伤等各种人体实验。在日本军队于1945年战败投降以前，平房地区那个被当地人称为"木头工厂"的地方整天戒备森严。

在那里，日本人利用从附近抓来的村民和船上运来的战犯进行活体实验，以检测炭疽、伤寒、霍乱、痢疾、氢氰酸、丙酮氰和氰化钾等致命的细菌和化学品。一旦受试对象或称"材料"失去了他们的利用价值并且死亡，尸体当即被焚毁或投入万人坑。下面是731部队所进行的大量人体实验的几个例子。

瘟疫实验：该实验的目的主要是防止日本军人患上瘟疫。与此同时，日本军队还在中国5次散布瘟疫。每次有意散布完瘟疫后，日本人会在该地区附近设立一家貌似诊所的机构。当那些染上瘟疫的中国人前去寻求"治疗"时，日本军队的研究人员便会进行活体解剖，以观察病菌对人体器官的影响。

压力实验：被关进731部队压力室的受试者受尽痛苦。他们的眼膜会破裂、眼珠会被挖出来，脸上鲜血直流。这一实验极具残酷性，它是为日本空军而进行的脱水实验。在这一实验中，男人、女人和孩子在热风扇下流汗、脱水，最后被活活风干成木乃伊。至死亡时，他们的体重仅为正常值的五分之一。还有一些人被电死或沸水煮死。

冷冻实验：由于预见和苏联的战争不可避免，日本人希望为寒冷气候条件做准备。他们急于了解冷冻对人的影响,并希望找到治疗办法。他们把战犯拉到零度以下的室外,赤身裸体地绑起来,用棍子不停地猛击其四肢,以观察手脚何时才彻底冻起来。这些受试者也遭遇同样的命运:尸体腐烂,缺胳膊少腿。

究竟有多少人死于 731 部队罪恶的研究,迄今无确切的数字。在平房,那些被称为"木头"的受害者被用 1～1500 的号码标记。当 1500 名"木头"被"使用"完后,又一个 1500 将会开始。据估计,在 1940—1945 年间,有 3000～12000 人死于该细菌战计划。请思考:

(1) 人体医学研究有哪些伦理要求?

(2) 731 部队进行人体实验违背了哪些伦理原则?

(3) 从 731 部队暴行中可吸取什么教训?

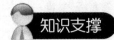

人体医学研究是以人体作为受试对象,采用人为的实验手段,有控制地对受试者进行有目的的研究和考察的行为过程。为了保护受试者,避免其遭受不人道或不必要的伤害,并促进医学科学的发展,保障人类的健康利益,国际上制定了《赫尔辛基宣言》等一系列法规,形成了世界范围内的人体实验道德规范。

一、人体研究在医学上的意义

人体研究也可称为人体实验,医学研究中的人体实验是在基础理论研究和动物实验之后、常规临床应用之前的中间研究环节。由于人和动物的差异性,决定了任何一种新技术、新药物在经历动物实验等多种研究之后,必须经过一定的人体实验,证实无害或利大于害时才可以正式推广应用。人体实验是医学发展的基础和前提,医学的进步与人体的研究密不可分,为了维护人类的生命健康,必须进行人体实验。因此,人体研究是推动医药开发和利用、促进医学学科发展的必要手段。

二、人体医学研究中的伦理难题

(一)社会公益和受试者个人利益的矛盾

人体医学研究可以推动医学科学和护理科学的发展,进而维护和促进人类健康,造福于人类,其中也包含着受试者的利益,因此社会公益和受试者利益从根本上来说是一致的。但是人体实验对受试者可能有益也可能无益,而且还可能具有一定的风险,所以在进行人体实验时,既要考虑社会公益,又要对受试者本人高度负责,二者必须兼顾,以不造成受试者的严重损害和不可逆转的伤害为前提。

(二)实验者主动和受试者被动的矛盾

在人体医学研究中,对实验者来说是主动的,完全明确实验的目的、方法,对实验中可能发生的问题和后果也有充分的预测,并有相应周密、具体的对策和急救措施。但受试者是被动的,虽然受试者是在知情同意的前提下接受实验,但由于他们对医学知识及实验相关问题的了解相对缺乏,导致其对所做实验的理解有一定的局限性,相比之下处于较为被动的地位。因此人体医学研究存在着实验者主动和受试者被动之间的矛盾。

(三)公正和有利的矛盾

人体实验常用的实验对照方法是使用安慰剂和双盲法,对于实验的真实性来讲是必要的。但是,对照组和实验组两者之间存在着公正和有利的矛盾,即实验分组是否公正以及实验对实验组和对照组的受试者谁更有利。双盲实验要求受试者确诊后症状不严重,暂停治疗不会导致疾病恶化或者错失治疗时机,受试者要求中断或者退出实验应得到准许。安慰剂一般严格限制用于病情比较稳定,在一定时间内不会发生危险和带来不良后果,也不会延误治疗时机的患者。

(四)研究过程中的不正当行为

医学科学的发展离不开人体实验,人体实验中的许多伦理难题需要制定符合全人类共同利益的道德规范和法律规范。早期的人体实验由于缺乏相应规范和法律的制约,随意拿人做实验的不道德乃至违法犯罪的行为屡见不鲜。在近代医学研究中,由于滥用人体实验,发生了一系列不道德乃至残忍的事件。最著名的例子是美国所谓的"Tuskegee 研究",这一事件曾引起医学界以及社会公众的极大关注。第二次世界大战期间,德、日法西斯分子为了战争目的,对战俘以及无辜百姓进行了惨无人道的人体实验。其中,日军 731 部队用中国人做人体实验的暴行最为残酷,为了研究毒气、细菌等杀人武器,致使数以万计的人丧生。这种法西斯暴行不仅受到了世界人民的强烈谴责,而且在战后受到国际法庭的审判。

人类认识到非法进行人体研究的严重后果,促使《纽伦堡法典》的产生。该法典规定了进行人体研究的相关法则,强调对人的尊重以及征得志愿者签字同意的重要性。继《纽伦堡法典》后,世界医学会于 1964 年在第 18 届大会上通过了《赫尔辛基宣言》,成为在国际上建立伦理规范的重要里程碑。1975 年在日本东京举行的第 29 届世界医学大会上,又对该宣言进行了实质性修改。

三、人体医学研究的伦理要求

(一)符合医学目的

在尊重受试者的生命及个人的自由意志的前提下,合乎医学目的的人体实验应具有下列条件。

(1)用此实验所获得的知识是重要的,而且是不能用别的方法来得到的。

(2)研究者具有足够的进行人体实验的资格。

(3)已完成了动物或尸体的实验。

(4)所追求的新知识和所造成的痛苦、伤害是成反比的。

(5)实验目的是促进医学和社会的发展。

(二)尊重受试者的意愿

医务人员在任何人体医学研究中都应向受试者充分告知研究的目的、方法、资金来源、可能的利益冲突、研究者所属机构、预期的受益和潜在的风险以及研究中可能出现的不适,并认真解释、回答对方的质疑。确定受试者对实验充分了解之后,医务人员要获得受试者的同意,并签署知情同意书。受试者表示自愿同意参加并履行书面承诺手续后,才能对其进行人体实验。如果受试者缺乏或丧失知情同意能力,则由其家属、监护人或代理人代替行使知情同意权。受试者有拒绝参加实验、退出实验过程的权利,若退出的受试者是患者,则不能因此影响其正常的治疗和护理。在获得受试者知情同意时,医务人员应特别注意其是否有不合理的动机或被迫同意。

(三)维护受试者的利益

在人体医学研究中,应尊重受试者的生命和健康,维护他们的隐私和尊严;涉及人体医学研究必须遵从普遍接受的科学原则,应对科学文献和相关资料全面了解,并在充分的研究和动物实验的基础上进行,并要尊重受试者的意愿。

(四)遵守相应法律法规

人体医学研究的实验方案设计和实施均要提交给专门任命的伦理审批委员会进行审核、评价、指导,得到审查批准。伦理委员会必须独立于研究者和申办者,并且不受其他方面的影响;应当遵守实验所在国的法律制度;委员会有权监督人体医学研究的实验过程;研究人员还应当向委员会提交相关资料以备审批,包括有关资金、申办者、附属研究机构等资料;研究方案必须有关于伦理考虑的说明,在实验中要接受伦理委员会的检查和监督。

(五)提前进行风险评估

开展人体医学研究项目前,应当为受试者或其他人员对可预见的风险和负担进行认真评估。医务人员只有确信能够充分预见实验中的风险并且能够较好地处理时,才能进行该项研究。如果发现风险超过可能的受益或已经得出阳性的结论和有利的结果时,应当停止研究。人体医学研究只有在试验目的的重要性超过受试者本身的风险和负担时才可进行。

第三节　护理管理伦理

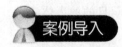

【导学案例1】　小王护士结束了一天繁杂的工作,晚上7点参加科室组织的业务学习。突然她的手机震动了,是护士长的电话,她很疑惑,护士长不就在斜前方坐着吗?这么近还打电话?能有什么事非得这会儿打电话,抬头与前排护士长目光相接,护士长示意她赶紧听。她心里腾地升起不祥的预感,压低声音问:"护士长,怎么了?""26床×××,他的牙呢?主管医生问患者的牙哪儿去了,怀疑掉到气管里去了,如果是这样,卡入气管患者会有生命危险,后果很严重。"顿时,小王的脑袋嗡嗡炸响,快速回放今天所有的工作,然后尽量淡定地回答:"这个患者今天是从监护室出来的,右侧面颊上贴有一条3 cm的胶布,胶布粘着一根黑色缝线的一端,线的另一端系着牙。交班时,牙线固定牙齿良好,粘贴牢固,主管医生嘱咐,由于牙齿松动(满口就剩一颗牙齿了),脱落风险大,家属又拒绝拔牙,暂时持续外固定,口腔科会诊后再做进一步处理。交班时牙还在呀。护士长,现在患者情况怎么样?""暂时呼吸平稳……"

小王悄悄回科里询问了当天上班的所有人,转而到患者床头,患者生命体征平稳,呼吸顺畅,牙呢?脸颊上没线,嘴里没牙,牙哪去了?一边安慰家属,一边观察床上的患者,仍处于昏迷状态,口腔无血迹,排除患者自己所为。床上、床下找遍,也无踪迹,排除意外牵拉掉。陪床的两位家属,分别是患者的老伴和女儿,两人也已慌成一团,回答只有一句:"我们没动也没注意,不知什么时候没的。"小王觉得很蹊跷,追问家里还有其他人陪床没有,女儿说傍晚哥哥来送过饭,没干啥,待了一会,就走了。她就像找到了一根救命稻草,马上反应会不会是他的儿子动了,赶紧跟他联系:"您父亲嘴巴里的牙您看见了吗?""噢,我拔了,都快掉了。""那根黑线呢?""牙都扔了,还要线干什么,怎么了?"她心里的一块大石头总算落地了,深舒一口气,"没事,就是向您再核实一下牙的去向。"挂掉电话小王立即报告主管医生及护士长,通知家属。大家都松了一口气。请思考:

(1) 为什么会发生这样的事情?值班护士有责任吗?

(2) 从此事件中应该吸取什么教训?对我们有何启示?

【导学案例2】 赵女士,今年34岁,患有结核性缩窄性心包炎,准备手术,经抢救病情稳定。术后第3天,晚班医生甲于下午5点钟打电话给白班医生乙,说自己有事晚点到,有事请骨科医生丙照顾一下。医生乙下班前告诉护士如果病情不好,脉搏120次/分,护士给西地兰0.2 mg,有事就找医生丙。晚近6点半,患者自觉心慌,脉搏100次/分,护士给西地兰0.2 mg静脉推注。晚7点半患者病情加重,护士又给西地兰0.2 mg。晚9点半患者症状进一步加重,护士又给西地兰0.4 mg,并请医生抢救。当医生甲赶到时,患者正在抢救之中,晚上10点半患者因抢救无效死亡。患者家属认为死亡的原因是值班医生不到位、抢救不及时,要求追究责任,于是发生了医疗纠纷。请思考:

(1) 你认为护士的药物治疗(静脉推注西地兰)行为是否妥当?

(2) 对于患者的死亡,医生和护士是否应该承担责任?

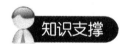

知识支撑

一、护理管理的内容及特点

(一)护理管理的内容

护理管理是为了提高人们的健康水平,系统地利用护士的潜在能力和有关的其他人员或设备、环境以及社会活动的过程。护理管理包括护理行政管理、护理教育和科研管理以及护理业务管理。

1. 护理行政管理 护理行政管理是指按国家的方针、政策和医院有关的条例、规章制度,对护理工作进行的组织管理和制度管理。护理组织管理包括人员的配备、分工、调动、晋升以及护士长的管理;护理制度管理包括制度的制定、实施、检查、监督、评价,以及执行制度的各项措施、约束机制和相应的配套规定等。

2. 护理教育和科研管理 护理教育和科研管理主要是为了培养更高层次的护理人才,提高护理队伍的素质而进行的管理活动。护理教育管理包括临床护理教学、医院护理人员的岗前培训和在职教育、接受护生的实习和外院护理人员的进修;护理科研管理包括护理科研规划的制订、组织、实施,各项措施的落实及评价。

3. 护理业务管理 护理业务管理是对各项护理业务工作进行协调控制,以保证护理工作质量,提高护理人员的业务能力及工作效率。主要包括护理技术管理和护理质量管理。护理技术管理包括基础护理管理、专科护理管理和护理信息管理。护理质量管理包括护理质量标准体系、护理质量保障体系和护理质量评价体系等。护理业务管理除上述内容外,还包括社区护理服务、家庭护理服务、护理健康教育等。

(二)护理管理的特点

1. 系统性 护理管理是医院管理系统的子系统,而医院又处在社会环境中,是社会系统中的一个有机组成部分。同时,护理管理还要求把护理人员和患者的心理活动规律和心理状态当成一个系统看待,从系统性角度处理好护患关系、护医关系、护际关系,充分发挥护理人员的主观能动性,使之在管理系统的运行中处于最佳状态。现代医学研究表明,生物、社会和心理因素与人的疾病发生、发展和转归都有直接或间接的关系。所以,现代护理模式已经从以疾病为中心向以患者为中心及以人的健康为中心的模式转变,要求护理人员必须用整体化、系统化的观点对待护理工作。

2. 专业性与科学性 护理是为人类健康服务的工作,具有较强的专业科学性、专业服务性和专业技术性。临床上以患者为中心的护理,科学性、服务性、技术性、思想性及时间性、连续性都很强,要求理论联系实际,脑力劳动和体力劳动相结合。由于护理工作的连续性强,独立操作多、责任重,接触患者密切,精神紧张,工作劳累,生活不规律,对护士素质提出了特殊要求,因此加强护理队伍建设,注重护士素质培养,通过细致管理、教育培训等手段,保障护理人员有较高的素质修养,是护理管理的重要内容,体现了护理管理的专业性。护理管理要结合护理专业特点来进行。同时护理工作是一项科学技术工作,必须严格遵守各项规章制度和操作规程。

3. 人文性 护理工作的服务对象是人,护理管理者必须树立以人为本的思想。首先,要树立一切为了患者的思想。其次,对护理人员的管理也要强调人本思想。随着管理水平的提高和发展,管理的要素越来越多,但人的因素仍然是管理的首位。护理管理中要重视护士的生活状况、心理压力,注意护士的不同需求,了解护士的优缺点,主动关心、帮助、团结他们,调动每个人的积极性,充分发挥人力资源的最大优势。

4. 艺术性 护理工作具有很强的艺术性。要求护士像艺术家对待艺术品精工细雕那样去做护理工作。护理艺术的核心是研究和掌握患者的心理,通过恰当的方式,用发自内心的语言和行为,使患者感到安慰、舒服和愉快。

5. 预见性 护理管理者要运用科学方法通观全局,纵横分析,全方位、系统地进行预见性管理。护士应养成严格执行规章制度的好习惯,头脑清醒、细致周到、忙而不乱,能分清轻重缓急的工作作风,防范差错事故的发生。对事件能进行前瞻性控制,特别是要将导致差错事故的不安全因素控制在萌芽状态,防患于未然。遇到突发事件或自然灾害发生的特殊情况时,有救护预案、物质准备,做到有序应急、果断处置。

二、护理伦理在护理管理中的作用

(一)导向作用

护理伦理的道德要求能够规范护理管理工作,也为护理人员衡量自身护理行为提供标准。通过善恶评价造成的舆论和良心意识,形成行业导向作用,保证护理人员严格遵守医院各项规章制度和护理工作标准,以高度的责任感为患者服务,全面提高护理质量。

(二)激励作用

护理工作者的行为会受到行业规范的影响,从而产生一定的心理因素来支配自己的护理工作。护理伦理道德建设可以使护理人员建立是非分明的善恶评价标准,产生扬善弃恶的情感,坚定护理工作的信心,培养为护理事业奋斗终生的强大道德责任感和克服困难的顽强意志,从而激发极大的工作热情和开拓进取的积极性、创造性,使广大护理人员自觉尊重和爱护患者,刻苦钻研护理技能,以良好的服务态度和工作作风实现护理管理目标。

(三)凝聚作用

良好的护理伦理能够使护士的思想情感和行为趋向协调一致,形成强大的凝聚力,积极改善护患之间、护护之间、医护之间、医技之间的相互关系。

三、护理管理的伦理要求

(一)护理人员管理的伦理要求

护理队伍是一支数量大、工作接触面大的卫生保健团体。要重视对护理人员的培训、考核、晋升、选用、配备、调派等方面的管理,做到人尽其才、才尽其用,才能充分调动护理人员的积极性,提高工作效率,产生良好的工作效果。

1. 充分发挥护理领导者的影响力 护理领导者是护理团队的核心,一切护理工作都是由领导者统筹和规划的。护理管理者要充分利用好手中的职权,发挥应有的权威性,使整个护理工作井然有序地进行。同时,护理管理者要自觉做到心底无私、秉公办事、团结协作、任人唯贤,以自己的人格魅力在护理人员的内心深处形成真正的信任与权威,使护理管理更加有效。

2. 合理配置人员 护理工作的目标是不断提高护理质量,使患者尽快恢复健康。管理者应根据医院的功能和任务,制订不同的护理人员编制标准,选择合适的人去担任所规定的各项任务,做到人员的资历、能力、思想品德与所担负的工作职务相适应;要遵循人才管理原则,做到量才使用,提高工作效率;要做到人员结构比例合理,在编制管理上要进行人才组合结构优化,配置合适;要适应发展的需要,不断进行人员的动态调整,发挥管理职能部门应有的作用。

3. 努力协调好护理中的人际关系 护理工作的核心是促进和保障患者的健康。患者是护理工作中需要照顾、帮助和指导的服务对象,而和谐的人际关系不仅有利于护理工作的顺利进行,更有利于患者的康复,有利于构建和谐社会。协调好护理中的人际关系是护理管理的重要内容和道德要求。

(二)护理质量管理的伦理要求

护理质量是医疗质量的重要组成部分,是护理管理的核心,直接关系到患者的生命与健康。护理质量管理就是依据护理工作的特点,按照护理质量管理的标准,应用护理质量管理的方法与工具,一切从患者的实际出发,坚持以患者为中心,进行护理管理和效果评价的过程。

1. 严格执行质量标准 坚持质量第一,要强化护理人员质量意识,使之明确护理质量是护理工作的生命力所在,是患者健康利益所在。要通过系统管理、标准化管理、分级管理,按照质量管理内容与质量标准,对护理基础质量、环节质量和终末质量进行定时或不定时控制。在控制过程中,要以高度的责任感,坚持质量标准,采取有效措施,获取可靠的质量信息。同时要做好控制反馈工作,发现问题,及时纠正偏差,以达到护理质量持续改进、不断提高的目的。

2. 明确岗位职责 提高护理质量,必须明确岗位职责,加强检查、监督工作,因为任何一个环节的失误都会影响到医疗和护理效果。同时,管理者要教育护理人员提高执行制度的自觉性和创造性,以规范护理人员行为,适应护理实践的需要。

3. 树立安全意识 安全护理是护理人员严格执行护理制度和操作规程、防范意外事故发生的护理过程。护理人员要把护理安全作为护理质量管理的重要内容,不断强化护理人员的安全意识,使护理人员养成严谨、细致、有条不紊的工作作风,养成勤奋好学、精益求精的科学态度,不断提高专业素质,加强工作责任感,防范差错事故的发生。

(三)护理纠纷处理的伦理规范

护理纠纷是指护患双方对医疗护理后果及其原因在认识上有分歧,当事人提出追究责任或赔偿损失,必须经过行政的或法律的调解或裁决才可解决的护患纠葛。护理纠纷的处理应遵循国家法律法规及有关政策条文,同时还应遵循一定的伦理规范。

1. 职责明确,合理处置 在处理纠纷时,必须对纠纷的性质进行具体分析,找出原因,分清责任,妥善处理。取得患方的谅解后,再查找事故的原因,落实责任人。同时,医护人员对患者、家属及所在单位某些人的过激言行应当宽容、谅解,不要斤斤计较。

2. 尊重事实,秉公处理 在护理纠纷处理中,必须尊重医护差错事故鉴定的结果,以事实为依据,及时处理,恰如其分地认定应当承担的责任。对护理纠纷的原因及后果,要以科学的态度进行论证和分析,要站在公正的立场上进行处理。

3. 总结教训,加强教育 护理纠纷发生后,首先,要尽一切努力救治患者,争取把差错或事故造成的损失减少到最低限度,努力使患者转危为安。其次,要认真总结教训,分析造成差错事故的原因,从道德修养、技术水平和组织管理等方面去分析问题,找出漏洞,采取相应的对策,对一些章程制度进行修订,以绝后患。同时,要加强全院护理人员的思想教育工作,遇到新的问题时,大家要加强学习、讨论,举一反三,防止类似事件的发生。

(徐桂莲 涂仲良)

能力检测

一、名词解释

1. 护理科研

2. 护理科研伦理

3. 人体医学研究

4. 护理管理

5. 护理行政管理

6. 护理纠纷

二、填空题

1. 护理科研的对象是_____,人是_____和_____的统一体,其_____十分突出。

2. 护理科研的目的是提高_____,促进_____。

3. 护理工作的服务对象是_____,护理管理者必须树立_____的思想。

4. 世界医学会于_____年在第18届大会上通过了_____,成为在国际上建立_____的重要里程碑。

5. 护理是为_____的工作,具有较强的专业_____、专业_____和专业_____。

三、选择题

1. 人体实验的途径是( )。

A. 动物实验、健康人实验、临床患者

B. 健康人实验、动物实验、临床患者

C. 健康人实验、临床患者、动物实验

D. 临床患者、健康人实验、动物实验

E. 临床患者、动物实验、健康人实验

2. 科研越轨行为控制的最基本手段,也是最常见的手段是(　　)。

A. 行政手段　　　　　　　　B. 经济手段　　　　　　　　C. 法律手段

D. 道德手段　　　　　　　　E. 舆论控制

3. 护士进行护理科研过程中首先应该考虑的是(　　)。

A. 尊重研究对象的权利　　　　　　　　B. 研究对象的心理感受

C. 是否保密　　　　　　　　D. 修养环境的物质条件

E. 满足研究对象的各种合理要求

4. 既是医护工作的根本目的,也是护理科研选题出发点的是(　　)。

A. 为患者谋福利　　　　　　　　B. 取得科研成果

C. 科研的经济效益　　　　　　　　D. 护理的科学性和专业的独立性

E. 科研的社会效益

5. 受试者在签署知情同意书前,关于需要了解或被告知的事项中错误的是(　　)。

A. 实验或研究目的与所使用的方法和步骤

B. 实验或研究可能产生的危险性或副作用

C. 当出现不良反应时,实验或研究主持者将如何处理

D. 签署同意书后,除非继续实验对身体将造成较大损害,不能任意退出实验

E. 自己有拒绝参与实验或研究的权利

6. 护理科研中人体实验应遵循的原则中不包括下列哪一项?(　　)

A. 知情同意原则　　　　　　　　B. 尊重原则

C. 经济原则　　　　　　　　D. 有利原则

E. 保密原则

7. 科研越轨行为的危害不包括下列哪一项?(　　)

A. 弱化了人们遵从科学精神的动机

B. 无法向当事人负责

C. 对其他科学家造成影响

D. 会降低社会对科学家的信任和对科学的信心

E. 会使人类生活被预知

8. 护理科研中,实验组和对照组更多面对的矛盾是(　　)。

A. 自愿和被迫的矛盾

B. 主动和被动的矛盾

C. 公正和有利的矛盾

D. 社会公益与受试者个人利益的矛盾

E. 社会利益和经济利益的矛盾

9. 国际上建立伦理规范的重要里程碑是(　　)。

A.《纽伦堡法典》　　　　　　　　B.《贝尔蒙报告》

C.《国际护士伦理法典》　　　　　　　　D.《赫尔辛基宣言》

E.《东京宣言》

NOTE

四、简答题

1. 简述护理科研伦理的意义。

2. 简述护理科研中的伦理规范。

3. 简述处理护理纠纷的伦理规范。

4. 简述护理质量管理的伦理要求。

5. 简述护理人员管理的伦理要求。

第八章 护理伦理决策的应用程序

重点:护理伦理决策的含义、难题和应用程序。

难点:护理伦理决策的应用程序。

  学习目标

1. 知识目标

(1) 解释护理伦理决策、护理伦理决策难题的含义。

(2) 说出护理伦理决策程序的基本步骤及注意事项。

(3) 列举护理伦理决策难题产生的几种情况。

2. 能力目标

(1) 能够运用护理伦理决策程序解决临床工作中伦理上的一般问题。

(2) 学会护理伦理决策程序的基本步骤,并对遇到的护理伦理决策难题做客观公正的分析。

3. 素质目标

(1) 具有严谨、认真的学习态度和实事求是的工作作风。

(2) 具有理性的思维方式、审慎的从事态度,并做出最有益于患者的伦理决策,建立和谐的护患关系。

第一节 护理伦理决策概述

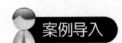 案例导入

【导学案例1】 患者,王某,年仅20岁,而且是家中的独生子,被查出患有白血病,作为护理王某的护士,是否应该告诉患者及家属实情? 请思考:

(1) 你会做何抉择? 依据是什么?

(2) 在进行护理伦理决策时,会遇到哪些护理伦理决策难题?

【导学案例2】 患者,陈某,男,78岁,自费医疗。因患肺炎在家附近的门诊部进行治疗,效果不佳,直至患者昏迷才到某大医院急诊。经急诊医生诊断为大叶性肺炎、继发感染中毒性脑病,因该医院内科无空床而留急诊室抢救和治疗,经采用高级昂贵的抗生素、输血清白蛋白等抢救治疗,1周后患者体温恢复正常,也由深昏迷转为浅昏迷,但1周医疗费用高达8000多元。因患者的两个儿女均已退休,继续治疗费用难以承受,故向医院提出放弃治疗。请思考:

（1）面对如此情况，你该如何与患者的女儿沟通？

（2）作为护理人员的你该如何抉择？

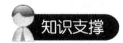

随着护理实践和社会文明的迅速进步和发展，伦理因素已作为护理实践中的重要方面被纳入护理教育的理论体系当中。护理人员的护理伦理决策能力越来越受重视，对这项能力的要求也越来越高。护理伦理决策能力是护理人员应该具有的一项基本素质，加强对护理人员护理伦理决策能力的培养是我们这门课的一项重要内容。在临床护理工作中，护理人员与患者的接触非常密切，经常会面临很多伦理方面的困境，护理人员应该采取行动，为患者做最有利的决定，让患者趋利避害。这就要求护理人员必须熟悉本专业的伦理理论和原则等相关知识，以便能更好地解决和处理好伦理难题，建立起和谐的护患关系。

一、护理伦理决策的概述与含义

（一）决策的含义

决策又称抉择，是根据问题和目标拟定许多可行的方案，然后从中选出最能达到目标的方案。例如，在一天的生活当中，我们就有大大小小很多的事情需要决策。早晨起床，发现外面下雨了，你要选择用什么样的交通工具去上班既省事又省时而且不会淋雨；到了单位，发现有很多工作需要去做，这时你要选择先做什么、后做什么才能达到高效率的工作并且让领导满意；晚上下了班，你又要选择吃什么食物比较可口又很营养。像以上这种寻求答案做出决定的过程就是决策的过程。

（二）伦理决策的含义

伦理决策就是指做伦理上的决定。在伦理上做决定是一个复杂的过程，会受到个人的价值观和信念的影响，同时也会受到社会文化、宗教信仰、法律法规、家庭教育、所处环境以及个人当时情绪等诸多因素的影响。所以，对于伦理问题的处理并没有一个标准而固定的答案，也没有绝对的正确与错误之分，但是决策者或参与决策者的道德水平、知识程度以及对伦理理论和原则的认识理解和应用都会影响到一个人在具体情景中的道德行为。

（三）护理伦理决策的含义及分类

1. 护理伦理决策的含义 护理伦理决策即护理工作中的伦理抉择，也就是从护理伦理的角度来思考问题、分析问题，以做出最恰当的及最符合护理伦理的决定，护理伦理决策是护理伦理理论、原则和规范在具体的护理工作中的运用和贯彻。因此，护理人员必须要好好学习行业规范、患者应有的权利以及有关的伦理理论及原则，才能在面对伦理决策时做出理性公正的决定，在解决问题的同时，又兼顾患者的权利和利益。

2. 护理伦理决策的分类 护理伦理决策有个人决策和团体决策两种方式。

个人决策是指由个人来做决定。团体决策是指由一个团体或一个伦理委员会,通过共同商榷之后做出决定。在临床应用中,如果情况简单明了或者是情况十分紧急,不容有商量的余地,此类情况一般由个人做出决定,采用个人决策的方式。如果情况比较复杂,影响比较深远,牵涉面比较广泛,有可能会牵涉到团体或集体的利益时,需要各方面专家集思广益,此时一般由团体做出决定,采用团体决策的方式。

二、护理伦理决策难题

(一)护理伦理决策难题的概念

护理伦理决策难题也叫护理伦理决策困境,是指在临床护理工作中,当遇到一个问题时,会发生混淆不清、模棱两可并难以做出决定或不知采取何种行动的情况,会陷入到两难或多难的境地。

(二)护理伦理决策难题的产生

护理工作是通过提供医疗护理服务和关怀照顾,协助患者及健康的人促进健康、预防疾病、恢复健康、减轻痛苦,它既服务于患者,又服务于健康人群,既要关注疾病,也要关注人,所以护理专业是一门充满人文关怀的专业,护理工作的特点决定了它是一项与伦理有着密切关系的工作。一般情况下,人们只要遵循伦理原则和规范就能很容易地做出符合伦理的正确决定,但是有时会经常面临一些有争议并且找不到一个令人满意答案的伦理难题。护理人员在日常的工作环境中,在下列情况下容易产生伦理难题,陷入伦理困境。

1. 专业职责与个人价值观相冲突　在工作中,如果护理人员的个人价值观与专业职责的要求相符合,就不会有伦理难题产生;如果护理人员的工作内容与自身价值观发生冲突,就会产生伦理难题。比如,当护理人员协助医生给患者实施堕胎手术时,虽然护理人员的职责应该是为患者提供良好的照顾,以满足治疗和患者的需要,但是该护理人员的个人信仰并不赞同堕胎手术时,她是应该遵从医嘱、履行专业职责,还是坚守个人信仰拒绝为堕胎患者服务呢?此时就产生了伦理决策难题。

2. 采取的护理措施存在利弊两重性　在临床护理工作中,有时采取的护理措施有利有弊,护理人员就会面临做与不做的两难境地。比如,一位髌骨骨折的年轻患者,刚做完取出钢钉手术,应该继续用导尿管导尿,可是导尿管会使患者痛苦,而且患者也极力排斥插导尿管,但是不这样做,又会对患者髌骨的恢复产生很大的影响。此时就会面临两难选择。

3. 执行护理措施后效果不理想　在治疗、护理患者的过程中经常会产生一些护理人员无法控制的不良后果。比如,一位怀孕期间的妇女患病,为了治病需要持续服用大量的药物,但是,此药物可能会导致孕妇腹中的胎儿不能正常发育或畸形,此时就面临两难选择,孕妇是冒着胎儿畸形的危险继续服药好,还是不顾自己的安危放弃药物治疗好呢?

NOTE

4. 专业伦理与专业角色的要求相冲突 当护理的专业角色与护理专业伦理的要求相冲突时,护理人员就会面临伦理难题。例如,当医生决定对患者的病情保密时,护理人员在专业角色上应该配合医生保密。但在护理伦理中,患者有知情的权利,护理人员对患者有告知的义务。这时护理人员就陷入了专业伦理与专业职责两难取舍的困境。

5. 患者要求的医护措施无明确规定可依循 现代医学科学技术的迅猛发展带来了许多生物医学伦理难题,某些伦理原则和医护措施在这些新的伦理问题上已失去了效力,同时还没有形成新的广泛的价值认同。例如,人工生殖技术带来的种种道德冲突。在临床实践中,有时患者提出的要求虽然是自己的主观愿望,但是并不符合医疗护理的规定,故也无据可依。例如,一个饱受治疗痛苦并肩负巨额治疗费的晚期癌症患者要求对其实施安乐死,但是医院政策及法律法规并无明文规定可以执行安乐死,此时,医护人员就面临伦理难题。

(三)影响护理伦理决策的因素

当我们面对伦理难题时,必须做出谨慎的决定,其中会涉及判断和选择两个复杂的过程。在这些过程中,以下因素会对我们的决定产生影响。

1. 个人价值观 即一个人的人格、信念或理想,价值观影响并指引一个人的行为方向。

2. 文化背景 一个人的文化背景会影响到一个人的价值观,不同的文化背景也会影响人们对于健康、疾病、生死等问题的认识和态度。

3. 社会价值观 人的意识观念、价值观念是受社会发展的客观现实所决定的,人的价值观念常常是对社会现实需要的反映。

4. 专业的价值观 专业的价值观是专业团体所认同的、专业应该有的特性。护理专业的价值观来自护理伦理的规范和护理执业的规定。

5. 法律 有时候法律上认定有效的法律权利并不一定符合根据伦理原则所指定的伦理权利,甚至可能会出现法律上的权利与伦理上的权利相互冲突,所以,合法的事可能符合伦理原则,也可能不符合伦理;而合乎伦理的事,可能合法也可能不合法。这就要求护理人员在做伦理决策时,必须有所权衡和取舍。

第二节 护理伦理决策过程

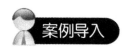 案例导入

【导学案例 1】 患者,王某,男,35 岁,钢铁工人。因大面积烧伤收住某院。医院虽进行了积极抢救,但 2 周后发生感染中毒性休克,接着又发生呼吸、循环和肾功能衰竭,康复治愈的可能性很小。当家属和单位得知医生告知的预后信息后,表现出两种截然不同的态度:家属要求放弃治疗和抢救;单位要求不惜一切代价地继续抢救。后来医生获悉患者的单位自行规定,如果 1 个月内死亡即可定工伤死亡,

如果1个月以后死亡即不能定工伤死亡,故而家属和单位是出自不同的利益需要而表现出对抢救态度的不同。请思考:

(1) 作为护理人员,你该如何抉择?

(2) 在进行护理伦理决策时应该遵循哪些程序?

【导学案例2】 护理人员为供给某患者营养,需要给其插鼻胃管,但是患者因种种原因不愿意继续治疗,在神志清醒时自行拔除鼻胃管。从维持患者正常营养的角度出发,护士需要约束患者的行为,但是这样做又会违背患者的个人意愿及自主要求,限制了患者的自由。请思考:

(1) 面对这种情况,护理人员应该做何抉择?

(2) 在进行护理伦理决策时应注意些什么?

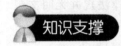

一、护理伦理决策程序

在临床护理工作中,护理人员面对伦理难题需要做出决策时,除了要具备护理伦理的基本理论知识外,还要考虑个人的价值观、明文规定的法律条款及医院的规章制度,同时要经过理性的思考过程,才能做出合理的判断及决定,这样才能有利于患者权益最大化的实现。而要进行护理伦理决策,需要按照一定的程序进行。下面介绍几种伦理决策模式,可以帮助护理人员系统地评估所面对的伦理难题,并做出最佳的伦理决策。

(一)护理伦理决策模式

1. 席尔瓦伦理决策模式 席尔瓦伦理决策模式分为以下五个步骤。

(1) 收集和评估资料;

(2) 确立问题;

(3) 考虑可能的行动;

(4) 选择及决定行动的方案;

(5) 检讨及评价所做的决定及采取的行动。

2. 阿洛斯卡伦理决策模式 阿洛斯卡伦理决策模式分为以下三个步骤。

(1) 收集相关资料;

(2) 根据决策理论来分析伦理困境;

(3) 根据伦理理论来选择所要采取的行动(建立在功利主义、利己主义、形式主义三个理论的基础之上)。

3. 汤普森等的伦理决策模式 汤普森等的伦理决策模式分为以下几个步骤。

(1) 了解所发生的情况,评估有关的伦理问题,并找出相关的人、涉及的健康问题及所需做的决定;

(2) 收集其他资料以澄清情况;

(3) 确认相关的伦理原则;

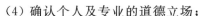

　　（4）确认个人及专业的道德立场；

　　（5）了解其他有关的人的道德立场；

　　（6）确认是否有价值的冲突；

　　（7）了解谁最有能力做决定；

　　（8）根据预期的结果来确认行动的范围；

　　（9）决定行动方案并付诸实施；

　　（10）评价决策及行动的结果。

　　4. 海因斯修正的规范功利主义者的伦理决策模式　海因斯修正的规范功利主义者的伦理决策模式分为以下几个步骤。

　　（1）感受到问题；

　　（2）列出所有可行的方案；

　　（3）做决策；

　　（4）做伦理描述；

　　（5）列出可能的结果；

　　（6）分析每一个可能的结果；

　　（7）审视个人的价值观；

　　（8）将结果与价值观比较；

　　（9）在考虑所有重要的结果之后，做正确的伦理决定。

　　5. 纽约州护士协会的护理执业和服务专案推荐的伦理决策过程　纽约州护士协会的护理执业和服务专案推荐的伦理决策过程分为以下几个步骤。

　　（1）叙述情境；

　　（2）收集与事实有关的资料；

　　（3）澄清情境，重新定位；

　　（4）根据个人理念和知识拟定可行的方案；

　　（5）采取行动；

　　（6）评价；

　　（7）一般化以便将来使用。

　　（二）护理伦理决策程序的步骤

　　以上所介绍的护理伦理决策模式，各有其优缺点。综合以上模式可以看出，在进行伦理决策时，决策程序一般都应包括以下几个步骤。

　　1. 收集评估资料　取得与该情境有关的事实资料。收集评估资料是整个决策过程的基础。在护理实践中，当遇到伦理难题时，要不断地收集资料并进行评估，在收集资料时应该思考三方面的问题。

　　（1）事件基本情况的评估：思考这一事件是否属于伦理事件？引起伦理问题的因素有哪些？引起伦理争议的具体情境是什么？这些情境是如何引起伦理争议的？

　　（2）健康小组的评估：思考哪些人受到了这个事件的影响？

　　（3）组织的评估：机构组织（医院）的性质、任务是什么？机构的价值观、政策以及行政程序是怎样的？

2. 确立伦理问题　即对所收集的资料进行分析，经过审慎、理性的判断以确立伦理问题的过程。在确立问题时，要区分哪些是伦理上的问题，哪些是非伦理上的问题。伦理问题的确立是制订行动计划的前提。

3. 制订计划　计划是依据所确立的伦理问题制订行动方案的过程，它是实施行动方案的指南。制订一份完整、合理的计划，需要从多方面和多角度去考虑一些问题，如个人的价值观、法律法规、照护患者的基本伦理原则等。

4. 列出各种可行方案　分析各种方案的优缺点，或可能导致的结果。

5. 确定伦理决策依据　考虑各项基本伦理原则和伦理规范，并以此作为伦理决策的依据。

6. 做出伦理决策　根据个人判断或伦理委员会审议的结果做出伦理决策。

7. 采取行动　依据所做的伦理决策采取行动。

8. 评价具体结果　评价是根据计划、所做的最后决定、所选的行动方案及所采取的具体行动而进行的。评价的内容有以下几方面。

（1）评价所做的决定。

① 评价是否根据所做的决定来采取行动？如果没有，为什么？

② 评价所做的决定是否达到了预期的目的？如果没有，为什么？

③ 评价所做的决定是否符合道德的要求？理由是什么？

（2）评价所采取的行动。

① 评价是否根据前述的决定来选择行动方案？如果不是，为什么？

② 评价所选的行动方案是否达到了既定的目标？如果没有，为什么？

③ 评价所采取的行动是否符合道德的要求？理由是什么？

二、护理伦理决策的注意事项

护理伦理决策的意义在于提供一种道德思维模式，通过这种思维模式来规范思路以及解决行动上遇到的困难，有助于护理人员妥善解决面临的伦理问题，为患者提供高品质高效率的服务。在护理伦理决策中，我们需要注意以下几个方面。

（一）尊重科学事实

医学科学、护理科学是医护人员进行道德判断的基础。无论是患者的道德要求还是医护人员的道德愿望都不能脱离医学科学和护理科学的实际，任何只为满足道德理想而不顾科学事实的行为最终只会给患者带来更大的危害。

（二）理解并合理运用护理伦理原则

护理伦理原则是在长期的护理实践中形成的具有普遍指导意义的行为标准和规范，它是处理问题的标准和准绳，护理人员应该牢记并深刻理解伦理基本原则和具体原则的内涵，当遇到问题时能够灵活地把它运用到实践当中去。护理人员还应该知道护理伦理原则体系的层次结构，当各个原则之间发生冲突时，应该要以高层次的伦理原则统领较低层次的伦理原则。此外，灵活运用伦理原则还可以使护理人员在面对新出现的伦理难题时,有能力依据现有的伦理原则进行逻辑推理。

（三）尽可能与患者价值观念保持一致

由于患者医学知识、护理知识的缺乏以及社会环境的影响,在对待医疗和护理方案时,可能会与医生和护理人员从专业角度判断得来的价值观念产生差异。在这种情况下,医护人员既要尊重患者享有的自主权,又要不违反科学事实,要努力实现与患者价值观念保持一致,避免护患冲突和护患纠纷。

（四）寻求最优化的结果

医学和护理的目的在于通过治疗疾病来达到生命的完善与延续,使生命变得更加美好。医护人员在多种医疗、护理方案中进行选择时,一定要寻求对患者最优化结果的方案。这种最优化结果的标准就是以患者的健康为核心,努力实现患者利益的最大化。

（五）根据具体情况随时调整伦理决策方案

护理过程是一个复杂的、动态的过程,有时一些突发情况可能会使原计划的决策方案不再适应现有的实际情况。这时,护理人员应当根据具体情况及时调整伦理决策方案。

（六）坚持理性的思维方式、审慎的从事态度

理性思维指有充分的思维依据,能对事物或问题进行观察、比较、分析、综合、抽象与概括的一种思维。简单地说就是建立在证据和逻辑推理基础上的思维方式。审慎,指处事周密而慎重。

护理伦理决策是一个复杂的过程,有的问题可以在短时间内解决,有的问题需要伦理委员会的集体裁决才能解决。但不管是哪种情况,护理人员在进行伦理决策时,都必须经过成熟理性的思考,并且要有审慎的从事态度,不能草率了事。只有坚持理性的思维方式、审慎的从事态度,才能做出比较合理的决策。

（张　珍）

能力检测

一、名词解释

1. 决策

2. 护理伦理决策

二、填空题

1. 护理伦理决策难题也叫护理伦理决策困境,是指在临床护理工作中,当遇到一个问题时,会发生_____的情况,会陷入到_____的境地。

2. 影响护理伦理决策的因素有 _____、_____、_____、_____ 及_____。

三、选择题

1. 护理伦理决策是针对护理工作中的(　　)问题所做出的抉择。

A. 人际关系　B. 健康　　　C. 疾病　　　D. 伦理　　　E. 环境

2. 护理伦理决策分为个人决策和(　　)决策。

A. 群体　　　B. 社会　　　C. 集体　　　D. 医护　　　E. 团体

3. 个人决策是指由(　　)做出的伦理决定。

A. 个人　　　B. 社会　　　C. 集体　　　D. 医护　　　E. 团体

4. 护理伦理决策过程的基础是(　　)。

A. 评估　　　　　　　B. 收集评估资料　　　　C. 确立问题

D. 制订计划　　　　　E. 采取行动

四、简答题

1. 护理伦理决策难题有哪些类型?

2. 在护理伦理决策过程中,我们需要注意些什么?

3. 简述护理伦理决策的程序。

第九章 护理伦理教育、修养和评价

 学习目标 ....

1. 知识目标

(1) 叙述护理伦理修养的途径和方法,护理伦理评价的标准。

(2) 简述护理伦理教育的目的,护理伦理修养的概念、特点、作用及目标,护理伦理评价的含义。

(3) 列举护理伦理教育与护理伦理评价在护理管理中的作用。

2. 能力目标

(1) 能够正确运用护理伦理评价标准评价护理行为。

(2) 能够不断提升护理伦理修养,达到高尚的护理道德境界。

3. 素质目标

(1) 具有热爱护理工作、献身护理事业的职业态度。

(2) 具有大公无私、全心全意为人民健康服务的精神。

重点:护理伦理教育的过程与方法,护理伦理修养的途径和方法。

难点:护理伦理评价的依据和方式。

第一节 护理伦理教育

案例导入

【导学案例1】 2003 年春节前后,一种病因未明的非典型肺炎开始在广州一些地区流行。广东省中医院叶护士为了保持患者呼吸道通畅,必须帮助患者将堵塞在呼吸道的大量脓痰排出来,而这又是最具传染性的。一个"非典"重症患者的抢救往往伴随着多名医护人员的倒下。面对肆虐的非典型肺炎,危险和死亡那么真切地走向医务人员。"这里危险,让我来吧!"叶护士默默地做出了一个的选择——尽量包揽对急危重"非典"患者的检查、抢救、治疗和护理工作,有时甚至把同事关在门外,声色俱厉,毫无协商的可能。她深知,也许有一天自己可能倒下,但这样能够不让或少让同事受感染,并把一个又一个患者从死神手中夺回来! 请思考:

(1) 从护理伦理的角度,怎样评价叶护士的行为?

(2) 为了使护士具备高尚的伦理境界,应该怎样进行护理伦理教育?

【导学案例 2】 护士小李在上海一家医院工作,由于春季气候异常,住院患者骤增,小李忙得脚不沾地。一天给患者发药时,忙乱中发错了药,当她发现后,立即报告护士长,由于发现及时,没有酿成事故。事后,小李主动承认错误,并保证不再发生类似的差错。在后来的工作中,小李坚持严格执行三查七对制度,及时发现自己工作中的不足并加以弥补、纠正。请思考:

(1)护士小李的行为是否符合护理伦理原则和规范?

(2)如何通过护理伦理教育,使护士把握护理伦理规范要求?

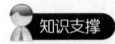

护理伦理教育是社会、他人对护理人员进行的护理伦理方面的教育活动,是促进护理人员道德品质提升的外在因素。其目的在于对护理人员的品格进行陶冶和塑造,提高其道德认识,并将护理伦理理论、原则和规范转化为护理人员的道德品质和道德行为。

在灾情、危险面前,白衣天使们救死扶伤、巍然不移! 不是他们不爱惜自己的生命,而是在患者的生命面前将自己的生死置之度外。"患者在,我们就在",简短的话语让人仰视。他们为何能让我们如此感动? 因为他们是仁者。如何能让我们成为仁者? 这离不开护理伦理教育。

一、护理伦理教育概述

(一)护理伦理教育的含义

护理伦理教育是根据护理伦理理论、原则和规范的要求,运用各种教育方式和方法,有组织、有目的、有计划、有步骤地对护理人员施加系统的道德影响的活动。其内容主要包括专业思想教育、服务思想教育、护理作风教育和纪律教育等。

护理伦理教育的基本任务是通过教育使护理人员较系统地掌握护理伦理理论体系,并将护理伦理理论、原则、规范和要求转化为其内心的信念,形成正确的道德观念和稳定的道德责任感及自我约束、自我激励和自我评价能力,在护理工作中践行护理伦理行为,履行护理道德义务。护理伦理教育是知行统一的教化过程。评价护理伦理教育效果的基本标准:教育是否对护理人员产生了有效的道德影响或是否强化了护理人员的道德责任感? 教育是否规范了护理人员的护理行为?

(二)护理伦理教育的特点

护理伦理教育除了具有一般职业伦理教育的共性外,还有其自身特点。

1. 职业性和综合性 护理道德作为调整护理人员与患者、与其他护理人员和医务人员、与社会关系的行为规范,有特殊的内涵要求,体现了护理职业的特点。因此,护理伦理教育的内容和方式都必须体现其职业特性,并与护理专业实际紧密相连。想要在护理伦理教育中取得成效,需要将理论运用于护理实践中,并积极地解决具体的护理伦理和社会问题,才能取得良好的教育效果。此外,护理伦理教育还深受社会的影响和制约,离不开社会的各种教育。它必须与护理人员日常的思想政治教育、民主与法制教育相结合,与深化卫生改革、医院管理、规章制度建设、等级医院评审等活动相结合,纳入到一个完整的系统中进行综合教育,才可能取得良好的效果。

2. 共同性和层次性 共同性是指护理伦理教育若要使各层次护理人员的道德品质都得到提高,就必须兼顾各类护理人员的道德认识、情感、意志、信念和行为习惯等诸要素的综合培养。同时,通过护理伦理教育,每一位护理人员的"知""情""意""念""行"各要素和教育环节同步并进、共同提高。如进行服务态度、服务理念、护理道德规范教育的同时,要进行抵制行业不正之风、提高护理质量和讲奉献的教育,各个方面同步进行、协调一致地达到预期效果。层次性是指对不同层次的护理人员提出不同的教育要求,切忌"一刀切"。如对新护士与老护士、道德素养不佳的护士与模范护士的教育就应有所区别。因为护理道德规范体系有不同层次,道德要求有高低层次之分。因此,开展教育必须因人制宜,分层次地进行。

3. 长期性和渐进性 良好护理道德品质的培养,以及良好护理道德行为和习惯的养成都是长期的过程,必须反复地引导、熏陶和教育,突击教育是不可能完成教育任务的。特别是当代护理人员的道德思想、意识和行为极其复杂,要灌输先进的道德意识,养成正确的道德行为习惯,必须长期反复与形形色色的错误、落后的意识和行为做斗争,这都更加需要长期不懈地进行教育。护理人员的伦理教育是要终其一生的。护理伦理教育也不可能一步到位,必须遵循由浅入深、循序渐进、逐步完善的规律,不能操之过急。

4. 实践性和针对性 护理伦理教育不仅要灌输护理伦理知识,更要强调将护理伦理理论付诸实践,坚持理论与实践的统一。护理伦理教育必须联系护理道德实践,引导护理人员践行护理伦理义务,正确处理护理实践工作中的各种伦理关系,在各种复杂的伦理实践情境中能正确做出是非、善恶的判断和抉择,采取正确的道德行为。坚持实践性,不仅要把教育同护理实践相结合,还要把教育同卫生改革、医疗卫生事业的发展以及纠正行业存在的不正之风相结合,在实践中提高护理人员的道德水平。护理伦理教育要从各单位的实际情况出发,有针对性地进行,使教育不断深入,取得成效。如针对"服务差"的情况,着力改善服务态度;开展文明卫生竞赛活动,为患者创造舒适、清洁的住院环境;开展拒收"红包"、礼品活动,廉洁自律,树护理道德新风等。

二、护理伦理教育的过程与方法

(一)护理伦理教育的过程

护理道德品质由护理道德认识、情感、意志、信念、行为和习惯等一系列要素组成。护理伦理教育的过程就是通过灌输护理道德理论,提高护理人员的护理道德认识,培养护理道德情感,锻炼护理道德意志,树立护理道德信念,养成良好的护理道德行为与习惯,进而培养护理人员高尚的道德品质的过程。

1. 晓之以理,提高护理道德认识 护理道德认识是指护理人员对护理伦理理论、客观存在的护理伦理关系以及调节这种关系的护理伦理原则和规范的认识、理解和接受。认识是行动的先导,没有正确的护理道德认识,就难以形成良好的伦理行为习惯。护理道德的形成是建立在一定护理道德认识的基础上的。同样,护理人员道德观念的形成、道德判断能力的提高,又是护理道德认识能力提高的重要标志。因此,通过各种有效方式帮助护理人员提高道德认识,增强辨别是非、善恶的能力及履行道德义务的自觉性是至关重要的,也是实现护理伦理教育其他环节的基础和前提。

2. 动之以情,培养护理道德情感 护理道德情感是护理人员根据一定的护理伦理观念,在处理护理伦理关系、评价护理伦理行为时,所产生的同情或冷漠、爱慕或憎恨、喜爱或厌恶等心理反应与态度体验。护理人员对自己所承担的工作是否热爱与其对待工作、患者的态度和行动有着直接的联系。良好的护理道德情感不是生来就有的,而是后天通过交往,接受别人的示范、指导、劝说等逐步形成的。培养良好的护理道德情感离不开护理伦理教育,需要教育者给护理人员提出明确的具体要求,促使护理人员以真挚、热烈的情感,关心同情患者,热心服务患者,认真履行伦理义务,出色地完成本职工作。所以,培养护理道德情感是护理道德教育的重要环节。

3. 炼之以志,锻炼护理道德意志 护理道德意志是护理人员在履行护理伦理义务过程中所表现出的克服各种困难和障碍的毅力。意志是行为的杠杆,是一种巨大的精神力量。护理道德意志在保证护理人员出色完成护理任务、培养良好的护理道德品质中发挥着十分重要的作用。这是因为护理实践活动是复杂多样的,护理人员在工作中往往会遇到各种困难、挫折和阻力,护理道德意志能使护理人员始终不渝地坚守自己的信念和诺言。因此,培养和锻炼护理道德意志是提高护理道德水平的关键环节。

4. 笃之以念,树立护理道德信念 护理道德信念是指护理人员对护理伦理原则、规范的正确性、正义性的信服,并坚定不移地奉为自己的行为准则的观念。它是深刻的认识、炽热的情感和顽强意志的有机统一,是高级的护理道德意识,是护理道德品质构成的核心要素。在护理实践中,护理人员一旦牢固地确立了护理道德信念,就能自觉地、坚定不移地按照自己确定的信念来选择行为和进行护理活动,还能在复杂变化的道德冲突情境中明辨善恶,克服内心矛盾,做出合理的行为抉择并加以执行。这是因为,护理道德信念是护理道德认识转化为护理道德行为的强大动力。因此,护理道德信念的树立是护理伦理教育的中心环节。

5. 导之以行,养成良好的护理道德行为和习惯 护理道德行为和习惯是指护理人员在一定的护理道德认识指导下,通过情感、意志、信念的支配与调节所采取的实际行动。护理道德习惯是护理人员在日常护理工作中,形成的一种经常的、持续的、自然而然的行为,是护理人员道德品质的外在表现,也是衡量护理人员道德水平高低和品质好坏的客观标志。因此,教育、引导护理人员培养良好的护理道德行为和习惯是护理教育的最终目标,是护理伦理教育的最终目的。

护理伦理教育的五个环节是相互联系、相互制约和相互促进的。在护理伦理

NOTE

教育过程中,应当科学地认识和正确地处理五个环节之间的关系:提高护理道德认识是护理伦理教育的前提和依据;培养护理道德情感、锻炼护理道德意志是护理伦理教育必备的内在条件;确立护理道德信念是护理伦理教育的主导和核心,养成良好的护理道德行为和习惯是护理伦理教育的目的和归宿。

(二)护理伦理教育的方法

护理伦理教育的方法是指为组织、实施对护理人员进行护理伦理教育所运用的各种有效的教育形式或措施。护理伦理教育的方法应该是灵活多样的,应根据护理伦理教育的内容、教育对象的实际情况来确定。常见的教育方法如下。

1. 说服疏导法 在护理伦理教育的过程中要以真挚的情感,耐心、细致地进行说服、诱导,教育者要积极与受教育者沟通感情,以情感去打开受教育者的心扉,使其产生感情上的共鸣,做到情景交融。即使是批评教育,教育者也必须充分说理,进行疏通引导,以情动人,循循善诱,使受教育者能从内心深处接受正确的道理。教育中的严格要求绝不是家长式的训教。教育者要避免挖苦、讽刺或采用粗暴方式,不讲道理地、简单专制地训斥人。

2. 榜样示范法 先进典型或榜样集中体现着一定时代的伦理要求和社会所要求的伦理水准,是生动鲜明而又具体的形象,容易让受教育者接受,对教育对象具有说服力、感染力和号召力。教育者要善于利用古今中外道德高尚的人和事,特别是当今或发生在受教育者身边的卫生战线典型模范人物的优秀事迹进行引导、教育,使受教育者受到感染和熏陶,产生共鸣,激发其仿效之情。例如,召开优秀护士典型事例宣传报告会,与优秀护士代表进行经验交流,探讨护理事业的发展和护理职业价值等,以此激发护理人员对护理工作的热情和愿望,巩固专业思想,增强荣誉感。

3. 舆论扬抑法 舆论扬抑法是指运用社会、集体舆论的巨大力量,扬善抨恶,促使受教育者控制和调节自己的护理道德行为。健康的社会舆论能为教育创造一种有利氛围,是培养护理人员良好的伦理品质、制约其伦理行为的教育,其作用是无形而巨大的。教育者要善于营造并利用健康的社会舆论,对好人好事加以倡导、褒奖,对不正之风予以鞭笞、贬抑,扶正祛邪,提高护理人员的伦理义务和责任感,使之养成良好的伦理行为和习惯。

4. 教育和管理结合法 护理伦理教育必须与护理管理相结合才能收到良好的效果。两者有一个共同的目的,即帮助受教育者形成和发展护理道德品质,更好地履行护理人员的职责,认真执行规章制度和技术规程,杜绝差错事故的发生,维护患者利益,保障人民的身心健康。

5. 自我教育法 自我教育法就是受教育者自己教育自己的一种教育方法。在外部教育的基础上,教育者要树立人本教育理念,充分调动受教育者主体的主动性、积极性、创造性,引导其通过自觉学习理论、自我总结、自我批评、相互督促帮助等方式来提高自己的思想觉悟和道德品质。

上述方法各有千秋,但它们之间是一个互相联系、互相补充、互相促进的统一整体。在实践操作过程中,应根据实际情况,优化组合,灵活运用。

第二节 护理伦理修养

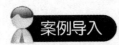

【导学案例1】 某医院儿科收治一名高热患儿,经医生初诊为"发热待查,不排除脑炎"。急诊值班护士凭借多年经验,对患儿仔细观察,发现患儿精神越来越差,末梢循环不好,伴有谵妄,但患儿颈项无强直。于是,护士又详细询问家长,怀疑是中毒性菌痢。经肛门指诊留标本做大便化验检查,证实为菌痢,值班护士将检查结果及时报告给医生。经医护密切配合抢救,患儿得救。请思考:

(1) 该护士的做法是否正确?试进行伦理分析。

(2) 根据本案例,你认为护士应如何加强自身伦理修养?

【导学案例2】 某医院收治一位73岁的老年患者,该患者夜尿多。由于腿脚不便,起夜时容易跌倒,护士小王为了能及时助其如厕,连续几个夜班观察该患者夜间的排尿习惯,最终做到了该患者每次起夜她都能及时来到床旁。请思考:

(1) 小王护士的行为是否值得称道?护士良好的伦理品质是先天的还是后天培养的?

(2) 如何通过护理伦理教育使护理人员养成良好的护理伦理修养?

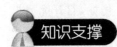

护理伦理修养是护理人员通过自我修养进行的护理伦理活动,是将他律转化为自律的重要环节,是护理人员道德品质培养的内在因素。道德起作用的一个重要方式是依靠个体内在的道德信念,这种信念的形成离不开自我修养。因此,护理伦理修养关系到每个护理人员的道德面貌和道德水平,更是护理人员树立正确的人生观、价值观和高尚的道德情操之必需。

一、护理伦理修养概述

(一)护理伦理修养的概念

护理伦理修养是指护理人员为培养护理道德品质所进行的自我教育、自我提高的行为过程,以及经过学习和实践的陶冶和磨砺所形成的道德情操和所达到的道德境界和道德理想。

护理伦理修养的内容主要是达到护理伦理原则、规范的要求,以及为达到此要求而提高护理道德认识,培养护理道德情感,锻炼护理道德意志,树立护理道德信念,养成良好的护理道德行为和习惯,使护理人员在无人监督或无人知晓的情况下,都能自觉地按护理道德原则实施护理。

(二)护理伦理修养的意义

1. 加强护理伦理修养有利于提高护理人员整体素质 一名合格的护理人才,

除了应具有扎实的护理专业知识、精湛的护理技术和较高的文化素质外,还应具有高尚的护理伦理品质,缺一不可。加强护理伦理修养,能使护理人员对护理事业的伟大意义深刻理解,形成护理人员对本职业的认识和信念。护理人员对护理事业认识提高,也是护理队伍伦理修养的基础,只有对护理工作有了正确而深刻的理解和认识,才能形成良好的职业道德理想,进而会有良好的伦理修养,从而成为追求真、善、美的白衣天使,有利于提高自身的整体素质。

2. 加强护理伦理修养有利于提高护理工作质量 护理质量的提高不仅要靠科学技术的提高,更要靠护理人员良好的伦理修养作保障。只有具备良好伦理修养的护理人员,才能做到以患者为中心,充分运用自己现有的理论知识和操作技术,精心地护理患者、细心地观察病情、耐心地进行护患交流、详细地做好记录、及时有效地给医生提供可靠的诊断依据,使患者得到有效的治疗。因此,护理人员伦理修养水平的高低,关系到患者的根本利益,直接影响着护理工作质量的高低。护理人员只有加强伦理修养,培养强烈的事业心、责任感和使命感,才能圆满地完成本职工作,促进护理工作质量的提高。

3. 加强护理伦理修养有利于形成良好的护德护风 护理伦理修养虽然是个体的伦理实践活动,但护理队伍是由多科室、多层次的护理人员相互联系而组成的,良好的护德护风的形成有赖于每位护理人员伦理修养的提高。若每位护理人员自觉地进行伦理修养,其纯洁的心灵、热情的态度、高尚的情操,必将有利于形成良好的护德护风。

二、护理伦理修养的目标

护理人员提升护理伦理修养,其目标是达到崇高的道德境界、树立崇高的道德理想。

(一)护理道德境界

护理道德境界是指护理人员在道德修养过程中所形成的道德觉悟程度、道德品质状况和精神情操水平。护理人员在锻炼和修养过程中,其道德水平不断从一个高度达到另一个高度,即从低级到高级的不断发展,以逐步达到更高的道德层次。每位护理人员的世界观、人生观、伦理观、职业观各不同,道德修养境界也会有所不同。按照护理伦理学的基本原则和规范要求,护理道德境界可分为以下四个层次。

1. 极端自私 处于这种境界的人认识和处理各种关系均以满足私利为目的。这是极少数道德素质低劣的人的道德境界。其具体表现:不安心本职工作,或渎职工作,利用工作之便走后门,甚至向患者索要财物;工作责任心不强,服务态度恶劣,不钻研业务,常发生差错事故;先替自己打算,当个人利益不能满足时就会消极怠工等。持此境界的人虽不多,但影响极坏。因此,这种境界是我们坚决反对的。对持这种境界的护理人员必须加强伦理教育,绝不能听之任之,应促使其尽快转变。

2. 先私后公 处于这种境界的护理人员人数不多,他们在认识和处理各种关系时能够考虑社会和患者的利益,但往往偏重于个人利益。其行为表现:服务态度忽冷忽热、责任心和服务质量时好时坏;把个人利益看得较重,斤斤计较个人得失;当个人利益与集体利益发生矛盾时,往往要求集体利益服从个人利益。处于这种境界的护理人员如不接受教育,加强修养,发展下去就容易跌入自私自利、唯利是图的道德境界。对于有这种境界的护理人员,虽然不必过于苛责,但也不能任其自行发展,必须对其进行教育,从而提高其自身伦理修养。

3. 先公后私　　处于这种境界的护理人员为大多数,是我国护理界的主力军。他们在认识和处理个人与他人及社会的关系时,能做到先公后私、先人后己,以利他为重、利己为轻,树立起为人民健康服务的思想。其行为表现:工作认真负责、团结协作;关心和体贴患者,服务态度好;能正确处理个人与他人、集体利益的关系,当利益关系发生矛盾冲突时,能做到个人利益服从集体利益,当不发生矛盾冲突时,也不忘争取个人的正当利益。这种境界是有利于社会发展的,是应该提倡的,也是我国现阶段对护理人员道德修养的广泛性要求。处于这种境界的护理人员,只要努力进取,自觉地进行修养、锻炼,就可以达到最高层次的道德境界。

4. 大公无私　　这是少数优秀护理人员具备的、最高尚的道德境界,是先公后私道德境界的升华,是护理伦理修养的发展方向。达到这种境界的护理人员不论做什么事,一切以社会利益为重,公而忘私,能够为他人、集体、社会利益不惜牺牲自己的一切。他们对工作极端负责,对患者极端热忱,对技术精益求精,从不计较个人的得失,为了患者的利益能够毫不犹豫地牺牲个人利益乃至生命,他们的高尚道德行为具有自觉性、坚定性和一贯性,达到了"慎独"境界。这种道德境界是我们要加以大力宣传、发扬的,也是每位护理人员努力追求、力争达到的道德境界。南丁格尔、林菊英等护理前辈,就是这种道德境界的典范。

我们必须认识到,护理人员高尚的道德境界培养,除受到社会条件和客观环境的制约和影响外,关键还在于个人的主观努力。因此,护理人员要努力做到以下几点:第一,树立正确的人生观;第二,确立正确的是非、善恶、荣辱观;第三,提高自身的文化素质和知识水平。

(二)护理道德理想

护理道德理想是护理人员在护理实践中形成的对未来所要达到的护理道德境界的向往和追求,是护理人员进行伦理修养的奋斗目标,也是护理人员完善道德品格的体现。护理人员应该追求大公无私这一崇高的道德理想目标。为此,护理人员必须从以下方面努力。

1. 热爱所从事的护理工作　　护理工作是整个卫生保健事业的重要组成部分。在防治疾病、保护与促进人类身心健康活动的过程中,护理与医疗历来是互相协作、密切配合的。护理作为具有特定研究领域和工作范围的专门学科,是一门"最精细的艺术"。护理是一种平凡而崇高的职业,其工作质量的优劣对提高医疗质量、发展医学科学意义重大。从保护人民群众的身心健康和生命安全来说,护理人员的劳动更具有特殊意义。正因为护理工作的性质、特点,以及护理工作的平凡、伟大,所以人们尊称护理人员为"白衣天使"。因此,护理人员一定要克服社会存在的对护理职业的种种偏见和误解,正确理解自己所从事的职业价值,稳定专业思想,热爱护理工作,树立献身护理事业的道德理想。

2. 积极投身护理事业并为之奋斗 自 1860 年南丁格尔创办护理专业以来,护理成为一门职业只有 150 多年的历史。但随着生物医学的进步、医学模式的转变以及人们对卫生保健需求的不断提高,护理工作日益为人们所重视,护理的研究范围与服务领域在不断扩大,护理理论在不断创新,技术在不断发展。这也为护理工作带来了新的课题和任务,也面临着很多挑战,这要求护理人员适应职业形势的变化,不断优化自己的专业知识结构,提高专业知识水平和能力,进一步发展护理事业。

3. 全心全意为人民健康服务 无私奉献和全心全意为人民服务是护理工作的根本宗旨,也是护理人员进行护理工作的行动指南。护理人员在履行促进健康、预防疾病、协助康复、减轻痛苦的护理职责和任务时,要达到高尚的护理道德境界,树立大公无私的护理道德理想,就必须自觉确立全心全意为人民身心健康服务的道德观念和人生信念,使自己的一切护理行为以维护人民的健康利益为最高标准。

三、护理伦理修养的途径和方法

护理人员提升伦理修养,达到高尚的护理道德境界,树立崇高的护理道德理想,最根本、最有效的途径和方法就是积极投身护理实践,坚持理论与实践的统一,在改造客观世界的同时,积极改造自己的主观世界。具体说,护理人员进行伦理修养要注意以下几个方面。

(一)掌握理论

护理伦理修养是一种自觉的、理性的活动,是将伦理理论、原则、规范转化为个人的道德意识和行为的活动。加强包括护理学、伦理学、护理伦理学等学科知识的学习,掌握丰富的科学文化知识和思想理论是提升修养的前提和方向。护理人员一方面要学习科学的思想理论,特别是护理伦理理论,并转化为个人的思想觉悟和品格,增强善恶、是非、荣辱观,保证自己护理道德行为方向的正确性,即学会做人。另一方面要学习科学文化知识,特别是护理科学知识和伦理知识,提高自身的基本素质,并转化为观察问题和处理问题的能力,即学会做事。

(二)躬亲实践

躬亲实践是塑造良好的道德品质和达到高层次道德境界的根本途径。道德实践是道德的归宿,修养从根本意义上说不仅是一个理论问题,而且是一个非常现实的实践问题。一个人只有积极投身于道德实践中,才可能真正理解道德的内涵,才能培养发自内心的道德情感,形成坚定的道德意志和信念,养成相应的道德行业习惯。因此,在实践中不断提升修养是护理伦理修养必须遵循的根本原则与途径。

(三)重在自觉

护理伦理修养能否取得成效,除受客观因素制约外,关键在于护理人员的自觉性。护理伦理修养是护理人员自觉进行自我磨炼、自我完善、自我提高的活动,必须依靠每个护理人员的严格自律,自觉性是其原动力。因此,护理人员在护理实践中要脚踏实地进行自我锻炼和修养,勇于剖析自己,敢于自我批评,自觉地与"金钱至上"、以医谋私及其他不正之风展开斗争,保持自我的道德评判和选择能力,不断提高修养的自觉性。

(四)贵有恒心

护理伦理修养贯穿于护理人员职业生活的始终,其任务是长期而艰巨的。良好的护理道德品质的形成,绝不是一朝一夕之事,不可能短期内一蹴而就,必须持之以恒地进行修炼。因此,护理人员进行伦理修养一定要培养恒心。只有持之以恒,才能达到高尚的护理道德境界。

(五)达到"慎独"

"慎独"是中国伦理思想史特有的范畴,既是一种修养方法,也是一种崇高的道德境界。所谓"慎独"就是指个人在独处、无人监督时,仍然坚持道德信念,自觉遵守道德原则,按照道德规范行事。护理职业的特点之一是护理人员大多数情况下是独立进行工作,且许多护理措施常在无人监督的情况下实施,故"慎独"对护理人员尤为重要。

第三节 护理伦理评价

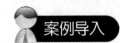

【导学案例1】 某医院收治一位喉癌、脑梗死致全身瘫痪的患者,因家人护理不当,入院时满身大小便,而且合并全身多处压疮,奇臭无比。护士小王没有退却,亲自与其他护理人员一起清洗患者,一遍又一遍,直至把患者身上的臭味清除。患者因为进食困难,长期没有清洁口腔,口腔内积满食物残渣,张口发出阵阵腐臭味,令人恶心,但她毫不畏惧,细心地用镊子一点点地将患者口腔内的食物残渣清除干净。请思考:

(1)对小王护士的行为应做怎样的伦理评价?

(2)在护理实践中,如何将伦理认知内化为自身的伦理情感和内心信念,并贯彻于护理工作的始终?

【导学案例2】 某医院脑外科甲患者和乙患者同时进行手术,需要输血。甲患者是O型血,乙患者是AB型血。护士长派护理员到血库取血,然后分别送到甲患者和乙患者手术台前。护士A按照护理员的分放位置分别给甲患者和乙患者输上血液。护士B接班查阅病例,发现输液瓶上的患者姓名与病历不符,即刻查对,证实已将乙患者的AB型血误输给了甲患者,共20 mL。于是立即停止输血,进行紧急抢救。由于发现及时,没有导致严重的输血事故。请思考:

(1)对护士A与护士B分别做怎样的伦理评价?

(2)如何通过护理伦理评价对护理人员的护理行为进行监督?

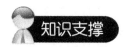

在日常生活中,人们总是依据一定的标准,自觉或不自觉地对自己或他人的行为进行衡量和评判。护理伦理评价是护理伦理实践的重要形式,是护理伦理的重要内容。提高护理人员自身和社会对护理行为的评价能力,对促进护理伦理原则、规范转化为护理人员的实际行动,提高医疗服务水平,促进卫生事业的发展,具有十分重要的意义。

一、护理伦理评价概述

(一)护理伦理评价的含义及类型

1. 护理伦理评价的含义 护理伦理评价是指在护理实践活动中,人们依据一定的护理伦理原则、规范和范畴,对护理人员的言行所具有的道德价值做出的判断。在护理实践中,人们通过社会评价和自我评价,赞扬和鼓励对患者、他人和社会有利的行为;谴责和反对对患者、他人和社会不利的行为。

2. 护理伦理评价的类型 从评价的主体看,护理伦理评价可分为两种基本类型,即社会(他人)评价和自我评价。社会(他人)评价是指护理行为当事人以外的组织和个人,通过各种形式按照一定的护理伦理原则和规范,对护理人员的职业行为进行善恶评判并表明倾向性态度。自我评价是护理人员对自身的护理行为和内心深处所做出的道德评判。

二、护理伦理评价标准

标准是衡量事物的尺度或准则。善恶是护理道德评价的标准。护理伦理评价标准是指衡量护理人员护理伦理行为善恶及其社会效果优劣的尺度和准则。护理伦理评价的标准主要依据以下三个方面。

1. 疗效标准 疗效标准即护理行为是否有利于患者疾病的缓解和根除。这是衡量、评价临床护理行为的主要标准。凡是有利于人类健康、缓解痛苦、延年益寿、保障患者生命安全等的行为就是道德的行为,反之就是不道德的。

2. 社会标准 社会标准即护理行为是否有利于人类生存环境的保护与改善,是否有利于优生优育、社会的发展和人类的健康长寿。护理人员在采取对患者康复有利的方法与措施时,应从人的社会性特征出发,将患者的医疗护理利益和健康利益、眼前利益和长远利益、个人利益和社会利益相结合,促进一切有利于人类健康利益的自然和社会因素的统一。

3. 科学标准 科学标准即护理行为是否有利于促进护理科学的发展和社会的进步。随着高科技在护理实践中的应用,护理水平不断提高,功能不断扩大,护理科研不断发展,护理成效日益显著。只要是在尊重人的健康前提下,为了促进医学和护理科学的发展所采取的新技术、新方法、新手段都应该是首选的护理行为;反之,则是不道德的。

以上三项标准是辩证统一的，因此，进行伦理评价时，必须按照局部健康利益与整体健康利益、眼前健康利益与长远健康利益相统一的综合评价标准，而不是机械地套用某一项标准。应遵循以上三项客观标准，从整体上去把握。只有这样，才能对护理行为做出正确的选择和全面、科学的评价。

三、护理伦理评价依据

护理伦理评价的依据是护理行为。护理人员的行为都是在一定的动机、目的支配下采取相应的手段，并由此产生一定的行为效果。因此，在评价护理人员的行为时，就可以根据动机与效果、目的与手段做出判断。

（一）动机与效果

1. 动机与效果的含义　动机是护理人员准备去实施某一具体护理行为之前的主观愿望和意图，也是护理人员做出某一行为选择时的动因。护理行为的动机千差万别，但大致可以分为两类：一是符合社会主义医德原则与规范的道德的动机，即以救死扶伤、全心全意为人民身心健康服务为出发点的动机；反之，则是不道德的动机，如出于个人的某种私利，无视患者的健康利益的动机。

效果是护理人员的行为所产生的客观后果。护理行为的效果具有复杂性，有直接的效果，也有间接的效果；有眼前的效果，也有长远的效果；有局部的效果，也有整体的效果；有护理行为所希望追求的正向效果，也有这种行为同时引发的负向效果。

2. 动机与效果的伦理评价　在一般情况下，动机与效果是统一的。动机指向效果，效果包括并体现着动机，二者共处于护理行为这一矛盾体中，在一定条件下可以相互转化。良好的动机产生良好的效果，不良的动机产生不良的效果。在某些情况下，动机与效果是对立的，动机不等于效果，效果也不等于动机。这就需要将动机与效果联系起来分析，我们反对将二者对立起来、割裂开来的做法，即不可简单地以效果来判断动机，也不能以动机来代替效果。

动机与效果的辩证关系原理告诉我们，对护理人员行为做道德评价时，应当将二者结合起来，到护理实践中去检验。既要通过效果检验动机，同时又要联系动机检验效果。

鉴于动机与效果之间的辩证关系，我们在具体评价护理人员的护理行为是否道德时，应注意做到如下几个方面。

（1）动机与效果的一致性：一般来说，好的动机就会产生良好的效果。护理人员怀着善良的愿望进行护理行为，通常会产生理想的护理效果；反之，不道德的护理动机往往产生不道德的护理效果，甚至构成违法犯罪行为。在这种情况下，无论是根据动机还是根据效果，评价的结果都一样。因此，护理人员要真正得到患者和社会的认可，达到理想的护理效果，必须加强护理伦理修养，不断提高业务能力，培养全心全意为人民身心健康服务的高尚护理动机，警惕和戒除不良护理动机。

（2）动机与效果的不一致性：动机与效果在一般情况下是一致的，但由于护理行为在实施过程中会受到多种因素的影响，因而它们之间有时会出现偏差、不一致的情况。当良好的动机产生不良效果时,就要客观地分析产生不良效果的原因。当不良的动机产生良好的效果时,就要联系动机分析效果,对这种效果做出公正的评价。

(3)动机与效果的复杂性:人的思想和行为的复杂性导致人的行为动机和行为效果也是复杂多样的,既有动机对效果完全不符的"好心办坏事",也有效果对动机完全背离的"事与愿违",同时还有好动机与一些不良动机的相互混杂,以及好效果与不良副作用的相互并存。这就提醒我们,在对护理人员的行为进行护理伦理评价时,不能将动机与效果简单化,应运用辩证的观点,针对复杂情况,抓住事物的主要方面,予以客观、全面、公正的评价,切忌简单化、模棱两可或因小失大,显失公正。

(二)目的与手段

1. 目的与手段的含义 护理人员必须经过目的与手段的中介环节才能实现主观动机到客观效果的转化,否则动机与效果的统一就无法实现。因此,在掌握伦理评价的依据时,我们不仅要坚持动机和效果的辩证统一,还要坚持目的和手段的辩证统一。

护理目的是指护理人员在护理工作中经过自己的努力之后期望达到的目标。护理手段是指护理人员为达到目的所采取的各种方法和措施。护理行为的目的与手段也有着道德与非道德之分。护理人员为促进人类健康、预防人类疾病、恢复人类健康、减轻人类痛苦做出努力和追求,就是道德的目的,为实现这样的目标所采用的手段也是道德的手段;反之,为了个人的名利搞不正当交易,就是不道德的目的,其手段也是不道德的手段。

2. 目的与手段的伦理评价 在护理实践中,和动机与效果的关系一样,目的与手段也是既有区别又有联系的对立统一的关系。目的决定手段,手段必须服从目的,没有目的的手段是毫无意义的,没有一定的手段相助,目的也是无法实现的。因此目的与手段相统一构成了护理伦理评价的又一依据。

对护理人员的护理行为进行道德评价时,除了客观、全面地审视动机与效果以及二者的关系外,还应当客观、全面地审视目的与手段以及二者的关系。不仅要看护理人员是否拥有正确的护理目的,还要看其是否选择了恰当的护理手段。应当承认,在护理实践中,绝大多数护理人员都希望尽早为患者解除病痛,维护患者的利益,恢复患者的健康,他们的目的是正确的。但是,仅有正确的目的是不够的,为达到预期的护理目的,取得理想的护理效果,还必须选择恰当而完善的护理手段。

鉴于手段与目的之间的辩证关系,护理人员在选择护理手段时,应遵循以下几个原则。

(1)实事求是原则:要求护理人员在为患者选择护理手段时,应根据患者病情发展变化的实际情况,着眼于当时当地护理设备和技术条件以及本人的护理技术水平,从患者的身心健康出发,选择恰当的、切实可行的护理手段,不可小题大做、大题小做、见病乱治,采取不切实际的护理手段。

(2)有效原则:选用的护理手段应经过实践检验,证明对患者是有效的。护理人员应根据不同的病种、病情,采取有效的护理手段和措施,以达到治愈的目的。

（3）一致原则：选用的护理手段与治疗的目的相一致。在护理过程中,护理人员必须针对治疗的需要,尽力为患者创造适合治疗的环境和条件。

（4）最佳原则：要求对同一种疾病,在存在多种护理手段的情况下,应选择当时当地护理设备和技术条件允许情况下的最佳手段,即疗效最佳、毒副作用和生理功能的损伤最小、痛苦最小、耗费最小、安全程度最高的护理手段。

（5）社会效益原则：要求选择护理手段时必须考虑社会效益。凡可能给社会带来不良后果的护理手段都尽可能不用,当患者利益与社会利益发生矛盾时,护士既要对患者个人负责,更要对社会整体利益负责。

四、护理伦理评价方式

护理伦理评价方式是护理伦理评价的主体对护理人员行为进行评价时所运用的方法、手段。护理伦理评价的方式主要有社会舆论、传统习俗和内心信念三种。其中前两种方式属于社会评价,是客观评价方式；内心信念属于自我评价,是主观评价方式。在进行护理伦理评价时,必须把客观评价和主观评价有机地结合起来,才能使评价更加客观、公正,更好地发挥护理伦理评价的作用。

1. 社会舆论

（1）社会舆论的含义：社会舆论是指一定的社会群体或一定数量的群众,依据一定的道德观念、道德标准,对某些人的行为和某些组织的活动进行议论,施加精神影响的一种伦理评价手段。社会舆论是护理伦理评价的重要方式,通常有两种形式：正式社会舆论和非正式社会舆论。正式社会舆论是指社会上的一定阶级、阶层或政党通过相应的舆论工具自觉形成的有目的、有组织的正式舆论,这种形式的社会舆论覆盖面广、信息量大、权威性强、传播速度快,能够很快深入人心。非正式社会舆论是指社会人群自觉或不自觉地对周围的人或事通过口头形式传播的舆论,具有自发性、分散性和随意性的特点。

（2）社会舆论的道德功用：社会舆论是最重要、最普遍的护理伦理评价方式,对护理人员良好护理行为的选择、良好护理道德品质的培养和良好护德护风的建设发挥着特别重要的作用。这是因为,通过社会舆论,他们对护理人员或做出肯定、赞许的评价,或发出否定、谴责的议论,给护理人员造成广泛包围的道德氛围,具有强大的威慑作用,无形地影响和控制着护理人员的言行举止。在一定条件下,社会舆论可成为一种强制性力量,促使护理人员在深刻认识、反省自己或他人言行的伦理价值基础上,发扬光大为社会所肯定、赞许的高尚的护理道德行为,改正、遏制、消除不道德行为,从而使整个社会的良好护德护风得以形成和提高。

2. 传统习俗

（1）传统习俗的含义：传统习俗是社会风俗和传统习惯的简称,是人们以一定的社会历史条件为背景,在社会生活中长期形成的对某一问题的传统认识,人们习以为常的情感倾向、行为倾向、行为规范和道德风尚。

（2）传统习俗的道德功用：传统习俗作为护理伦理评价的一种方式,往往同一定的社会心理、民族习俗、民族情结交织在一起,因此,它总是源远流长、约定俗成、时代久远的,对人们的心理和行为产生持久而深远的制约与影响,使其潜移默化。随着医学、护理学的不断发展,根据当时当地人类健康的需要,各国各地区逐步积累并世代相传了许多约定俗成的医护传统习俗。由于传统习俗的形成是以一定的社会历史条件为背景,其内容良莠不齐,既包括了优秀的传统美德,也存在一些历史的沉渣、陈规陋习。因此,传统习俗在护理评价中的作用并不都是积极的、进步的。在伦理评价中,必须依据伦理评价的标准来决定对传统习俗的态度,采取扬弃的态度,支持和践行进步的传统习俗,批判和改进落后的传统习俗,以建立社会主义护理伦理新风尚。

3. 内心信念

(1)内心信念的含义:内心信念俗称"良心",是一个人对自己行为进行善恶评价的内在道德信念。护理内心信念是指护理人员发自内心的对护理道德义务的真诚信仰和强烈的责任感,它是建立在对人生、事业、社会深刻认识基础上而产生的一种精神力量,决定和制约着护理人员在护理实践中对自身行为在善与恶、正当与不正当之间做出选择。一般情况下,外部的社会舆论只有通过内心信念才能起作用,对于没有道德信念、没有良心、没有荣辱感的护理人员,社会舆论是不起作用的。

(2)内心信念的道德功用:内心信念作为护理人员的重要内心道德观念和精神支柱,凝聚着深厚的情感,促使其发挥自己的聪明才智,去奉献自己的热血和青春,去克服一切困难和艰险。即使是在无人知晓的情况下,也自觉地去实现自己的护德理想,将美好的护德愿望落实在自己无声的护理行为上。

总之,上述三种护理伦理的评价方式相互渗透、相互补充。社会舆论是现实而雄厚的力量,具有广泛性,但其对某种护理行为的赞扬或谴责能否起到实际作用,要通过内心信念才能发挥作用。护理人员具有深刻的内心信念,更有利于良好社会舆论的形成,而这个过程又受到传统习俗的影响。因此,只有将三者有机结合在一起,才能更好地发挥护理伦理评价的作用。

(潘美娟)

能力检测

一、名词解释

1. 护理伦理教育

2. 护理伦理修养

3. 护理伦理评价

二、填空题

1. 一个合格的护理人员不仅要有扎实的护理理论和精湛的护理技术,还要有高尚的_____。

2. 护理人员总把个人利益摆在首位,其一切行为动机都是以对自己有利为出发点,护理职业成为其谋取个人私利的工具。这种护理道德境界为_____。

3. _____是护理人员通过自我修养进行的护理伦理活动,是护理人员道德品质培育的内在因素。

4. 护理伦理评价是对_____的判断。

三、选择题

1. 下列属于护理伦理活动的重要施行形式的是( )。

A. 教育与修养　　　　　B. 思维与技能　　　　　C. 知识与技能

D. 道德与法律　　　　　E. 爱好与能力

2. 护理伦理修养是一种自觉的理性活动,是将伦理理论、原则、规范转化为个人的道德意识活动行为的活动。所以护理工作必须( )。

A. 躬亲实践　　　　　B. 贵有恒心　　　　　C. 掌握理论

D. 重在自觉　　　　　E. 医者仁心

3. 护理道德品质的要素有( )。

A. 坚守　　　B. 实践　　　C. 专业　　　D. 信念　　　E. 法律

4. 护理伦理评价的标准有( )。

A. 疗效标准　　　　　B. 行业标准　　　　　C. 协会标准

D. 国家标准　　　　　E. 医院标准

四、简答题

1. 护理伦理教育有何特点?

2. 培养护理伦理修养的途径有哪些?

3. 护理伦理评价的方式有哪些?

第十章 护理法规

重点：护士和患者的权利及义务。

难点：护士执业注册。

 学习目标

1. 知识目标
(1) 简述护士和患者的权利及义务。
(2) 说出传染病防治法的主要内容。
(3) 简述医疗纠纷及医疗事故处理程序。
2. 能力目标
(1) 能在护理工作中有效保护护士和患者的合法权益。
(2) 能进行有效的护患沟通,减少医疗纠纷及医疗事故的发生。
3. 素质目标
(1) 具有正确的护理伦理与法制观念。
(2) 具有爱岗敬业的职业精神和慎独修养。

第一节 《护士条例》

案例导入

【导学案例1】 患者,男,62岁。上腹部手术后第3天,发现咳痰困难、呼吸窘迫,值班护士未及时向医生报告病情,仅为患者取坐位、拍背。约5 min后,患者面色青紫、大汗淋漓,予吸氧。20 min后,患者心跳、呼吸骤停,经值班医生抢救无效死亡。请思考:

(1) 值班护士的行为有无过失?依据是什么?

(2) 医院和值班护士是否应对患者的死亡承担责任?

【导学案例2】 患儿李某,男,6岁。因误服5 mL炉甘石洗剂到某医院急诊。急诊医生准备25％硫酸镁20 mL导泻,但将口服误写成静脉注射。治疗护士心想:"25％硫酸镁能静脉注射吗?似乎不能,但又拿不准。"又想:"反正是医嘱,执行医嘱是护士的职责。"于是予以静脉注射,结果该患儿死于高血镁所致的呼吸麻痹。请思考:

(1) 该护士的做法对不对?我们应该从中吸取哪些教训?

· 135 ·

（2）护士在执业过程中应当履行哪些义务？

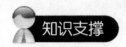

一、总则

《护士条例》共六章三十五条，于 2008 年 1 月 23 日国务院第 206 次常务会议通过，自 2008 年 5 月 12 日起施行。此条例的制定旨在维护护士的合法权益，规范护理行为，促进护理事业发展，保障医疗安全和人体健康。《护士条例》总则：

（1）为了维护护士的合法权益，规范护理行为，促进护理事业发展，保障医疗安全和人体健康，制定本条例。

（2）本条例所称护士，是指经执业注册取得护士执业证书，依照本条例规定从事护理活动，履行保护生命、减轻痛苦、增进健康职责的卫生技术人员。

（3）护士人格尊严、人身安全不受侵犯。护士依法履行职责，受法律保护。全社会应当尊重护士。

（4）国务院有关部门、县级以上地方人民政府及其有关部门以及乡（镇）人民政府应当采取措施，改善护士的工作条件，保障护士待遇，加强护士队伍建设，促进护理事业健康发展。国务院有关部门和县级以上地方人民政府应当采取措施，鼓励护士到农村、基层医疗卫生机构工作。

（5）国务院卫生主管部门负责全国的护士监督管理工作。县级以上地方人民政府卫生主管部门负责本行政区域的护士监督管理工作。

（6）国务院有关部门对在护理工作中做出杰出贡献的护士，应当授予全国卫生系统先进工作者荣誉称号或者颁发白求恩奖章，受到表彰、奖励的护士享受省部级劳动模范、先进工作者待遇；对长期从事护理工作的护士应当颁发荣誉证书。具体办法由国务院有关部门制定。

县级以上地方人民政府及其有关部门对本行政区域内做出突出贡献的护士，按照省、自治区、直辖市人民政府的有关规定给予表彰、奖励。

二、护士执业注册

（一）申请护士执业注册的条件

根据《护士执业注册管理办法》规定：护士经执业注册取得《护士执业证书》后，方可按照注册的执业地点从事护理工作。未经执业注册取得《护士执业证书》者，不得从事诊疗技术规范规定的护理活动。申请护士执业注册，应当具备下列条件：

（1）具有完全民事行为能力；

（2）在中等职业学校、高等学校完成国务院教育主管部门和国务院卫生主管部门规定的普通全日制 3 年以上的护理、助产专业课程学习，包括在教学、综合医院完成 8 个月以上护理临床实习，并取得相应学历证书；

（3）通过国务院卫生主管部门组织的护士执业资格考试；

（4）符合下列健康标准：

① 无精神病史。

② 无色盲、色弱、双耳听力障碍。

③ 无影响履行护理职责的疾病、残疾或者功能障碍。

（二）申请护士执业注册应当提交的材料

（1）护士执业注册申请审核表。

（2）申请人身份证明。

（3）申请人学历证书及专业学习中的临床实习证明。

（4）护士执业资格考试成绩合格证明。

（5）省、自治区、直辖市人民政府卫生行政部门指定的医疗机构出具的申请人6个月内健康体检证明。

（6）医疗卫生机构拟聘用的相关材料。

（三）护士执业注册的时效

卫生行政部门应当自受理申请之日起 20 个工作日内，对申请人提交的材料进行审核。审核合格的，准予注册，发给《护士执业证书》；对不符合规定条件的，不予注册，并书面说明理由。《护士执业证书》上应当注明护士的姓名、性别、出生日期等个人信息及证书编号、注册日期和执业地点。《护士执业证书》由卫生部统一印制。

1. 申请护士执业注册的有效时间 护士执业注册申请，应当自通过护士执业资格考试之日起 3 年内提出；逾期提出申请的，除提交护士执业注册应当提交的材料外，还应当提交在省、自治区、直辖市人民政府卫生行政部门规定的教学、综合医院接受 3 个月临床护理培训并考核合格的证明。

2. 护士执业注册的有效期 护士执业注册的有效期为 5 年。护士执业注册有效期届满需要继续执业的，应当在有效期届满前 30 日，向原注册部门申请延续注册。

（四）延续注册

1. 护士申请延续注册应提交的材料

（1）护士延续注册申请审核表。

（2）申请人的《护士执业证书》。

（3）省、自治区、直辖市人民政府卫生行政部门指定的医疗机构出具的申请人6个月内健康体检证明。

2. 延续注册审核时间 注册部门自受理延续注册申请之日起 20 日内进行审核。审核合格的，予以延续注册。

3. 有下列情形之一的，不予延续注册

（1）不符合规定的健康标准的。

（2）被处暂停执业活动处罚期限未满的。

(五)重新申请注册

医疗卫生机构可以为本机构聘用的护士集体申请办理护士执业注册和延续注册。有下列情形之一的,拟在医疗卫生机构执业时,应当重新申请注册。

(1)注册有效期届满未延续注册的。

(2)受吊销《护士执业证书》处罚,自吊销之日起满 2 年的。

重新申请注册的,按照相关规定提交材料;中断护理执业活动超过 3 年的,还应当提交在省、自治区、直辖市人民政府卫生行政部门规定的教学、综合医院接受 3 个月临床护理培训并考核合格的证明。

(六)变更注册

护士在其执业注册有效期内变更执业地点等注册项目,应当办理变更注册。但承担卫生行政部门交办或者批准的任务以及履行医疗卫生机构职责的护理活动,包括经医疗卫生机构批准的进修、学术交流等除外。

护士在其执业注册有效期内变更执业地点的,应当向拟执业地注册主管部门报告,并提交下列材料。

(1)护士变更注册申请审核表。

(2)申请人的《护士执业证书》。注册部门应当自受理之日起 7 个工作日内为其办理变更手续。护士跨省、自治区、直辖市变更执业地点的,收到报告的注册部门还应当向其原执业地注册部门通报。省、自治区、直辖市人民政府卫生行政部门应当通过护士执业注册信息系统,为护士变更注册提供便利。

(七)注销执业注册

护士执业注册后有下列情形之一的,原注册部门办理注销执业注册。

(1)注册有效期届满未延续注册的。

(2)受吊销《护士执业证书》处罚。

(3)护士死亡或者丧失民事行为能力。

(八)护士执业注册行政处分

卫生行政部门实施护士执业注册,有下列情形之一的,由其上级卫生行政部门或者监察机关责令改正,对直接负责的主管人员或者其他直接责任人员依法给予行政处分。

(1)对不符合护士执业注册条件者准予护士执业注册的。

(2)对符合护士执业注册条件者不予护士执业注册的。

(九)不予护士执业注册和撤销注册

护士执业注册申请人隐瞒有关情况或者提供虚假材料申请护士执业注册的,卫生行政部门不予受理或者不予护士执业注册,并给予警告;已经注册的,应当撤销注册。

三、护士与患者的权利及义务

（一）护士的权利及义务

1. 护士的权利 为了保证护士安心工作，鼓励人们从事护理工作，满足人民群众对护理服务的需求，《护士条例》充分保障了护士的权利。护士应严格按照《护士条例》及《护士执业注册管理办法》的各项要求，进一步深化"以患者为中心"的服务理念，规范护理行为，全面履行护理职责，努力为群众提供安全、有效、优质的护理服务。护士在执业活动中应当享有以下权利。

（1）护士执业，有按照国家有关规定获取工资报酬、享受福利待遇、参加社会保险的权利。任何单位或者个人不得克扣护士工资，降低或者取消护士福利等待遇。

（2）护士执业，有获得与其所从事的护理工作相适应的卫生防护、医疗保健服务的权利。从事直接接触有毒有害物质、有感染传染病危险工作的护士，有依照有关法律、行政法规的规定接受职业健康监护的权利；患职业病的，有依照有关法律、行政法规的规定获得赔偿的权利。

（3）护士有按照国家有关规定获得与本人业务能力和学术水平相应的专业技术职务、职称的权利；有参加专业培训、从事学术研究和交流、参加行业协会和专业学术团体的权利。

（4）护士有获得疾病诊疗、护理相关信息的权利和其他与履行护理职责相关的权利，可以对医疗卫生机构和卫生主管部门的工作提出意见和建议。

2. 护士的义务 为了规范护士执业行为，提高护理质量，改善护患关系，《护士条例》规定护士应当履行以下义务。

（1）护士执业，应当遵守法律、法规、规章和诊疗技术规范的规定。

（2）护士在执业活动中，发现患者病情危急，应当立即通知医师；在紧急情况下为抢救垂危患者生命，应当先行实施必要的紧急救护。护士发现医嘱违反法律、法规、规章或者诊疗技术规范规定的，应当及时向开具医嘱的医师提出；必要时，应当向该医师所在科室的负责人或者医疗卫生机构负责医疗服务管理的人员报告。

（3）护士应当尊重、关心、爱护患者，保护患者的隐私。

（4）护士有义务参与公共卫生和疾病预防控制工作。发生自然灾害、公共卫生事件等严重威胁公众生命健康的突发事件，护士应当服从县级以上人民政府卫生主管部门或者所在医疗卫生机构的安排，参加医疗救护。

（二）患者的权利及义务

在护患关系中，双方应按照一定的道德原则和规范来约束、调整自身的行为，尊重彼此的权利和履行的义务。护士尊重患者的权利并督促患者履行相应的义务，是提供高品质护理服务的重要方面。

1. 患者的权利 国际相应约定和我国法律法规规定，患者的权利包括下列主要内容。

（1）患者有个人隐私和个人尊严被保护的权利。患者有权要求有关其病情资料、治疗内容和记录应如同个人隐私，须保守秘密。患者有权要求对其医疗计划，包括病例讨论、会诊、检查和治疗都应审慎处理，不允许未经同意而泄露，不允许任意将患者姓名、身体状况、私人事务公开，更不能与其他不相关人员讨论别人的病情和治疗，否则就是侵害公民名誉权，受到法律的制裁。

（2）患者有获得全部实情的知情权。患者有权获知有关自己的诊断、治疗和预后的最新信息。在医疗活动中，医疗机构及其医务人员应当将患者的病情、医疗措施、医疗风险等如实告知患者，及时解答其咨询。但是，应当避免对患者产生不利后果。

（3）患者有平等享受医疗的权利。当人们的生命受到疾病的折磨时，他们就有解除痛苦、得到医疗照顾的权利，有继续生存的权利。任何医护人员和医疗机构都不得拒绝患者的求医要求。人们的生存权利是平等的，享受的医疗权利也是平等的。医护人员应平等地对待每一个患者，自觉维护一切患者的权利。

（4）患者有参与决定有关个人健康的权利。患者有权在接受治疗前，如手术、重大的医疗风险、医疗处置有重大改变等情形时，得到正确的信息，只有当患者完全了解可选择的治疗方法并同意后，治疗计划才能执行。患者有权在法律允许的范围内拒绝接受治疗。医务人员要向患者说明拒绝治疗对生命健康可能产生的危害。如果医院计划实施与患者治疗相关的研究时，患者有权被告知详情并有权拒绝参加研究计划。

（5）患者有权获得住院时及出院后完整的医疗。医院对患者的合理的服务需求要有回应。医院应依病情的紧急程度，对患者提供评价、医疗服务及转院。只要医疗上允许，患者在被转到另一家医疗机构前，必须先交代有关转送的原因及可能的其他选择的完整资料与说明。患者将转去的医疗机构必须已先同意接受此位患者的转院。

（6）患者有服务的选择权、监督权。患者有比较和选择医疗机构、检查项目、治疗方案的权利。医务人员应力求较为全面细致地介绍治疗方案，帮助患者了解和做出正确的判断和选择。患者同时还有权利对医疗机构的医疗、护理、管理、后勤、医德医风等方面进行监督。因为患者从到医疗机构就医开始，即已行使监督权。

（7）患者有免除一定社会责任和义务的权利。按照患者的病情，可以暂时或长期免除服兵役、献血等社会责任和义务。这也符合患者的身体情况、社会公平原则和人道主义原则。

（8）有获得赔偿的权利。由于医疗机构及其医务人员的行为不当，造成患者人身损害的，患者有通过正当程序获得赔偿的权利。

（9）申请回避权。申请回避权是诉讼当事人享有的一项权利。在诉讼中，当事人认为与本案有利害关系或者有其他关系可能影响公正审判的，有权申请相关人员回避。当事人申请回避，应当说明理由，在案件开始审理时提出。

2. 患者的义务　权利和义务是相对的，患者在享有正当权利的同时，也应承担相应的义务,对自身健康和社会负责。患者的义务包括下列主要内容。

(1)积极配合医疗护理的义务:患者患病后,有责任和义务接受医疗护理,和医务人员合作,共同治疗疾病,恢复健康。患者在同意治疗方案后,要遵循医嘱。

(2)自觉遵守医院规章制度:医院的各项规章制度是为了保障医院正常的诊疗秩序,就诊须知、入院须知、探视制度等都对患者和家属提出要求,这是为了维护广大患者利益的需要。

(3)自觉维护医院秩序:医院是救死扶伤、实行人道主义的公共场所,医院需要保持一定的秩序。患者应自觉维护医院秩序,包括安静、清洁、保证正常的医疗活动以及不损坏医院财产。

(4)保持和恢复健康:医务人员有责任帮助患者恢复健康和保持健康,但对个人的健康保持需要患者积极参与。患者有责任选择合理的生活方式,养成良好的生活习惯,保持和促进健康。

第二节　与护士临床工作相关的法规

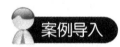

【导学案例1】 一霍乱患者,在某医院门诊就诊,医生告知患者必须住院隔离治疗,但遭患者拒绝,医院将此病例立即上报市疾病预防控制中心,市疾病预防控制中心马上派人到该患者家中动员患者入院,未果。又请其单位领导做工作,但仍未果。最后,市疾病预防控制中心请求公安部门协助。公安人员强行将其送至医院隔离治疗。请思考:

(1)医院发现该霍乱患者后采取的措施是否正确?依据是什么?

(2)在公安部门协助下,强行将患者送至医院隔离治疗是否合法?

【导学案例2】 河南商城县朱裴店村,20人在外地打工患上硅肺病,他们几乎都是二三十岁的壮年男性,占到朱裴店村全部成年男劳力的一半。60多岁的刘心祥老汉已在几年时间里失去了3个儿子,他们去世时没有一个超过40岁。专门从事职业病研究的专家们为民工诊断后提出,10年内他们中的很多人将不在人世。请思考:

(1)一心想着挣钱养家,对职业病一无所知的打工者,他们的死亡谁来负责?

(2)对危害劳动者健康的职业行为应该采取哪些措施?如何监管?

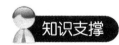

一、传染病防治法

传染病是指由病原微生物,如朊毒体、病毒、衣原体、立克次体、细菌、真菌、螺旋体和寄生虫(如原虫、蠕虫)感染人体后产生的有传染性、在一定条件下可造成流行的疾病。在历史长河中,流行过各种各样的传染病,诸如天花、鼠疫等,曾严重地威胁人类的生存与发展。人类为了应对各种各样的传染性疾病,创造性地发明了各种方法,并形成了一系列的防治办法,经不断归纳和总结,有些防治性规范已上升到法律的高度,即通常所说的传染病防治法。

（一）传染病防治法的概念和适用范围

传染病防治法是调整预防、控制和消除传染病的发生与流行,保障人体健康活动中产生的各种社会关系的法律规范的总称。

在中华人民共和国领域内的一切单位和个人,必须接受医疗保健机构、卫生防疫机构有关传染病的查询、检验、调查取证以及预防、控制措施,并有权检举、控告违反传染病防治法的行为。在此,一切单位包括我国的一切机关、企事业单位、社会团体,也包括在我国领域内的一切外资、中外合资、中外合作企业等;一切个人即在我国领域内的一切自然人,包括中国人、外国人和无国籍人,都在适用传染病防治法的范围之内,不享有传染病防治方面的豁免权。

（二）传染病预防的健康教育

开展健康教育,普及传染病预防知识,提高群众自我保健和防病的能力,养成良好的卫生习惯,是预防传染病发生和传播的重要措施。在传染病的预防中,健康教育有着十分重要的作用,它可以使人民群众及早认清传染病防治的科学知识和本质,了解相关的预防知识,有效切断疾病传染、传播的途径。传染病防治法将健康教育作为一项法定义务予以确定,要求各级政府应当组织有关部门,开展传染病预防知识和防治措施的卫生健康教育。卫生、教育、宣传等部门应当分工协作,承担具体的实施工作,全体公民有接受卫生健康教育的义务。近几年,随着教育传播形式的多样和传播速度的加快,传染病健康教育的发展态势良好,在2003年抗击非典的斗争中,有关SARS病毒预防知识的健康教育在战胜非典、阻止其在更大范围内更大规模地传播起到了非常重要的作用。实践证明,必须把传染病预防的健康教育当做一项基础工作常抓不懈,才能真正贯彻预防为主的传染病防治指导思想,切实保证人民群众的健康。

（三）传染病的预防接种

实行有计划的预防接种是提高人群对传染病的特异性免疫力,阻断传染病流行,做到防患于未然的有效方法。WHO统计,如果不进行预防接种,平均每100名儿童中将会有3人死于麻疹,2人死于百日咳,1人死于破伤风;每100名儿童中将有1人由于脊髓灰质炎而终生跛行。为保证免疫接种率,有效防止相应传染病的发生和流行,1986年经国务院批准确定,每年4月25日为全国"儿童预防接种宣传日"。因为婴幼儿生长发育旺盛,对传染病的抵抗力很弱,各种传染病严重威胁着其生命和健康,通过给孩子打防疫针,可有计划、有步骤地增强儿童抵抗疾病的能力。我国传染病防治法明确规定,国家实行有计划的预防接种制度,对儿童实行预防接种证制度。

（四）传染病的疫情报告与公布

按照现行传染病防治法的规定,任何人发现传染患者或者疑似传染患者时,都有义务及时向附近的医疗或卫生防疫机构报告。医疗保健人员、卫生防疫人员及个体开业医生为责任报告人,在发现传染病患者、病原携带者或者疑似传染病患者时,必须在规定的时限内向卫生防疫机构报告。城乡居民、机关团体和车站、机场、学校、旅社、饭店等公共场所的从业人员以及其他任何单位和个人,均为传染病的义务报告人。

责任报告人发现甲类传染病患者和乙类传染病中的艾滋病患者、肺炭疽患者、病原携带者、疑似传染患者时,城镇于 6 h 内,农村于 12 h 内,以最快通讯方式向发病地的卫生防疫机构报告,并同时报出疫情报告卡。责任报告人发现乙类传染病患者、病原携带者、疑似传染病患者时,城镇应于 12 h 内,农村于 24 h 内向发病地的卫生防疫机构报出传染病报告卡。责任报告人在丙类传染病监测区内发现丙类传染病患者时,应当在 24 h 内向发病地的卫生防疫机构报出传染病报告卡。传染病暴发流行时,责任报告人应当以最快的通讯方式向当地卫生防疫机构报告疫情。接到疫情报告的卫生防疫机构应当以最快的通讯方式报告给上级卫生防疫机构和当地卫生行政部门,卫生行政部门接到报告后,应当立即报告当地政府。省级卫生行政部门接到发现甲类传染病和发生传染病暴发流行的报告后,应当于 6 h 内报告国务院卫生行政部门。各种卫生机构在发现突发性原因不明的群体性疾病、传染病菌种或毒种丢失等事件后,应在 2 h 内向所在地县级人民政府卫生行政主管部门报告;省级人民政府向卫生部报告的时限为 1 h;对可能造成重大社会影响的突发事件,卫生部应立即报告国务院。国务院卫生行政部门应定期通报全国重大疫情,并可授权省、自治区、直辖市政府卫生行政部门及时、如实地通报和公布其辖区内的疫情,也可授权当地卫生防疫机构公布疫情。

（五）传染病的疫情控制

医疗保健机构、卫生防疫机构发现传染病时,应当采取如下措施:对甲类传染病患者和病原携带者,乙类传染病中的艾滋病患者、炭疽中的肺炭疽患者,予以隔离治疗。隔离期限根据医学检查结果确定。拒绝或擅自脱离隔离治疗的,可以由公安部门协助治疗单位采取强制措施。对除艾滋病患者、肺炭疽患者以外的乙类、丙类传染病患者,根据病情采取必要的治疗和控制传播措施;对疑似甲类传染病患者,在明确诊断前,在指定的场所进行医学观察;对传染病患者、病原携带者、疑似传染病患者污染的场所、物品和密切接触的人员,实施必要的卫生处理和预防措施;甲类传染病患者和病原携带者以及乙类传染病中的艾滋病、淋病、梅毒患者的密切接触者必须按照有关规定接受检疫、医学检查和防治措施;其他乙类传染病患者及病原携带者,应当接受医学检查和防治措施。

传染病暴发、流行时,当地政府应立即组织力量进行防治,切断传染病的传播途径。必要时,报经上一级地方政府决定,可以采取以下措施:限制或者停止集市、集会、影剧院演出及其他人群聚集的活动;停工、停业、停课;临时征用房屋、交通工具;封闭被传染病病原体污染的公用引用水源。县级以上地方政府接到下一级政府关于疫区内采取上述规定的紧急措施的报告时,应当在规定时限内作出决定。紧急措施的解除,由原机构宣布。发生重大传染病疫情时,国务院卫生行政部门有权在全国范围或者跨省、自治区、直辖市范围内,地方各级人民政府卫生行政部门有权在本行政区域内,调集各级各类医疗保健人员、卫生防疫人员参加疫情控制工作。

患鼠疫、霍乱、炭疽以及 SARS 死亡的,必须将尸体立即消毒,就近火化。患其他传染病死亡的,必要时,应当将尸体消毒火化或者按照规定深埋。医疗保健机构、卫生防疫机构必要时可以对传染病患者尸体或者疑似传染病患者尸体进行解剖查验。医药部门和其他有关部门与生物制品生产单位应当做好预防和治疗传染病的药品、器械及生物制品的供应及储备工作;铁路交通、民航部门必须优先运送卫生行政部门批准的处理疫情的人员、防治药品、生物制品和器械;以控制传染病传播为目的的交通卫生检疫的具体办法,由国务院卫生行政部门和有关部门制定,报国务院批准后施行。

甲类、乙类传染病暴发、流行时,县级以上地方政府报经上一级地方政府批准,可以宣布疫区,在疫区内采取上述规定的紧急措施,并可以对出入疫区的人员、物资和交通工具实施卫生检疫。经省、自治区、直辖市政府决定,可以对甲类传染病疫区实施封锁;封锁大、中城市的疫区或者跨省、自治区、直辖市的疫区,以及封锁疫区导致中断干线交通或者封锁国境的,由国务院决定。疫区封锁的解除,由原决定机关宣布。

（六）传染病的检疫和监测

1. 国境卫生检疫　国境卫生检疫是为了防止传染病由国外传入或者由国内传出,在一个国家边境采取的国境卫生防护措施。国境卫生检疫是以保护人民健康为目的的行政执法活动,是在我国国境口岸,对出入境人员、交通工具、运输设备及其他物品所实施的传染病检疫、监测和卫生监督。国境卫生检疫的对象主要包括出入境人员、交通工具、运输设备、行李、邮包、货物、尸体、骸骨等。

国境卫生检疫法规定的传染病是指检疫传染病和监测传染病。检疫传染病为鼠疫、霍乱和黄热病等;监测传染病是指流行性感冒、疟疾、脊髓灰质炎、流行性斑疹伤寒、回归热等。在国境口岸的发现检疫传染病、疑似检疫传染病,或者有人因非意外伤害而死亡并死因不明的,国境口岸的有关单位和交通工具的负责人应当立即向国境卫生检疫机关报告,并申请临时检疫。国境卫生检疫机关根据检疫医师提供的检疫结果,对未染有检疫传染病或者已实施卫生处理的交通工具,签发出入境检疫证。国境卫生检疫机关对检疫传染病染疫人必须立即将其隔离,隔离期限根据医学检查结果确定;对检疫传染病染疫嫌疑人应当将其留验,留验期限根据该传染病的潜伏期确定。

2. 传染病监测的法律规定　传染病监测是指对特定环境、人群进行流行病学、血清学、病原学、临床症状以及其他有关影响因素的调查研究,预测有关传染病的发生、发展和流行。传染病监测的主要对象是入境、出境的交通工具、人员、食品、饮用水和其他物品以及病媒昆虫、动物。监测的主要内容：首发病历的个案调查；暴发流行的流行病学调查；传染源调查；国境口岸内监测传染病的回顾性调查；病原体的分离、鉴定，人群、有关动物血清学调查以及流行病学调查；有关动物、病媒昆虫、食品、饮用水和环境因素的调查；消毒、除鼠、除虫的效果观察与评价；国境口岸以及国内外监测传染病疫情的收集、整理、分析和传递；对监测对象开展健康检查和对监测传染病患者、疑似患者、密切接触人员的管理。

（七）违反传染病防治法的法律责任

任何单位和个人在违反传染病防治法时，都会视情节受到给予警告、责令限期改正、责令赔偿损失、罚款等行政处罚；严重者会受到行政处分，或追究刑事责任。对医院及医务人员而言，若造成传染性医源性感染、医院内感染、实验室感染或致病性微生物扩散，而未向卫生防疫部门报告也未采取卫生措施的，使用不合格的消毒药剂、消毒器械、卫生用品、卫生材料、一次性医疗器材、隐形眼镜、人造器官并可能造成传染病流行者，对传染性疾病不报、漏报、迟报疫情的医务人员都会被处以行政处罚，如警告、限期改正、赔偿损失或罚款。若非法经营、使用预防传染病疫苗、菌苗的，在传染病爆发时拒绝参加疫情控制的，执行职务的医疗保健人员及卫生防疫人员与单位不报、漏报、迟报传染病疫情的，将会受到所在单位或上级机关的行政处分。对单位违法者，其主管人员与直接责任人都会受到相应处分。对更为严重的行为，则要追究责任人的刑事责任。

二、医疗事故处理条例

（一）医疗事故概述

所谓医疗事故，是指医疗机构及其医务人员在医疗活动中，违反医疗卫生管理法律、行政法规、部门规章和诊疗护理规范、常规，由于过失造成对患者人身损害的事故。这一概念具有下列含义。

（1）医疗事故的责任主体是医疗机构和医务人员。这里的"医疗机构"是指取得《医疗机构执业许可证》的机构"医务人员"，是指依法取得执业资格并经注册的各类医疗卫生专业技术人员，他们必须在医疗机构执业。同时，医疗事故只发生在医疗机构及其医疗人员的医疗活动中，即必须是医疗机构和医务人员在履行职责的过程中，由于过失造成对患者人身损害事故的结果。

（2）医疗事故必须是医疗机构和医务人员因违反医疗卫生管理法律、行政法规、部门规章和诊疗护理规范、常规而发生的事故。

（3）医疗事故是医疗机构及其医务人员的过失行为。这里把医疗事故的主观方面定义为医疗机构及其医务人员的"过失"。医疗事故中的过失表现为作为和不作为两种形式。作为是指法律法规、规章、制度等规定，或惯例公认必须禁止的行为，而行为人无视这些规章制度以积极作为的形式去实施自己的错误行为。如做无指征或有禁忌的手术、侵入性检查等，导致发生不良后果。不作为是指岗位责任制规定或惯例公认应该以积极作为的形式去履行职责义务，而行为人不履行或不认真履行。如对危重患者推诿拒治,或擅离职守等致使患者发生不良后果。这里的"过失"是指对于可能给患者造成的损害应当预见而没有预见或者虽然预见了但轻信能够避免的。必须明确,医疗机构和医务人员的故意行为不属于医疗事故。

(4)因为医疗机构及其医务人员的过失行为给患者造成了人身损害。

只有具备以上条件的事故才是医疗事故,而下列情形则不属于医疗事故:①在紧急情况下为抢救垂危患者生命而采取紧急医学措施造成不良后果的;②在医疗活动中由于患者病情异常或者患者体质特殊而发生医疗意外的;③在现有医学科学技术条件下,发生无法预料或者不能防范的不良后果的;④无过错输血感染造成不良后果的;⑤因患方原因延误诊疗导致不良后果的;⑥因不可抗力造成不良后果的。

（二）医疗事故的预防与处理措施

1. 加强防范意识 医务人员应加强防范意识,严格按照医疗卫生法规、医务职业道德和医疗护理操作规程进行工作;医疗机构应做好医疗质量的监督管理,加强对医务人员的教育,尽量避免医疗事故的发生。

2. 采取积极措施 医疗事故一旦发生,医务人员、医疗机构及患者应在卫生法规的指导下,采取积极措施,把事故对患者的不良影响减小到最低限度。医务人员在医疗活动中发生或者发现医疗事故、可能引起医疗事故的医疗过失行为或者发生医疗事故争议的,应当立即向所在科室负责人报告,科室负责人应当及时向本医疗机构负责医疗服务质量监控的部门或者专(兼)职人员报告;负责医疗服务质量监控的部门或者专(兼)职人员在接到报告后,应当立即进行调查、核实,将有关情况如实向本医疗机构的负责人报告,并向患者通报、解释。发生医疗事故的,医疗机构应当按照规定向所在地卫生行政部门报告。

发生下列重大医疗过失行为的,医疗机构应当在12小时内向所在地卫生行政部门报告:导致患者死亡或者可能为二级以上医疗事故的;导致3人以上人身损害后果的;国务院卫生行政部门和省、自治区、直辖市人民政府卫生行政部门规定的其他情形。同时,在发生或者发现医疗过失行为后,医疗机构及其医务人员应当立即采取有效措施。

（三）医疗事故技术鉴定制度

医疗事故的技术鉴定,是指对一起医疗纠纷作出技术审定,通过调查研究,以事实为依据,以医学科学为指导,判明这起医疗纠纷的性质,即是否属于医疗事故,并进而分析事故产生的原因,指出原因和后果的关系,明确主要责任和其他责任者。

1. 医疗事故技术鉴定机构 《医疗事故处理条例》第21条规定"设区的市级地方医学会和省、自治区、直辖市直接管辖的县(市)地方医学会负责组织首次医疗事故技术鉴定工作。省、自治区、直辖市地方医学会负责组织再次鉴定工作。必要时,中华医学会可以组织疑难、复杂并在全国有重大影响的医疗事故争议的技术鉴定工作。"这里需要明确如下几点。

(1) 医疗事故技术鉴定分为首次鉴定和再次鉴定。《医疗事故处理条例》(以下简称《条例》)统一设立两级鉴定。

(2) 负责医疗事故技术鉴定工作的是医学会。医学会与卫生行政部门没有行政隶属关系,与医疗机构也没有管理与被管理的关系或经济上的利害关系。这样可以保证医疗事故技术鉴定具有更高的客观性和公正性。进入鉴定专家库的人员必须符合法定的条件:①专家库成员必须是依法取得相应执业资格的医疗卫生专业技术人员;②具有良好的业务素质和执业品德;③受聘于医疗卫生机构或者医学教学、科研机构并担任相应专业高级技术职务 3 年以上;④身体健康状况能够胜任医疗事故技术鉴定工作。此外,具备上述第②项条件,具有高级技术资格的法医也可以受聘进入专家库。而且,医疗事故技术鉴定专家库组成成员,可以不受行政区域限制。最后,专家库应当依据学科专业组名录设置学科专业组。

2. 各级地方医学会组织医疗事故技术鉴定的管辖范围 设区的市级地方医学会和省、自治区、直辖市直接管辖的县(市)地方医学会负责组织本行政区域内发生的医疗事故的首次技术鉴定工作。包括本行政区域内地区(自治州、市)直属医院、所在地的省(自治区、直辖市)属医院、所在地企事业单位所属医院、医务所、保健站、卫生室、乡村卫生院或卫生所等医疗机构内所发生的医疗事故,还包括个体诊所或联合诊所等发生的医疗事故。省、自治区、直辖市地方医学会,负责本行政区域内当事人因对医疗事故争议首次技术鉴定不服,而提起的再次鉴定。

3. 中华医学会负责的医疗事故技术鉴定 根据《条例》的规定,中华医学会组织医疗事故技术鉴定,应当符合"疑难"、"复杂"、"在全国有重大影响"和"必要"四个条件。

各级医学会没有隶属关系,独立进行鉴定。其所作的鉴定结论在没有争议的情况下效力相同;需要重新鉴定时,可以委托或者要求负责再次鉴定的医学会重新鉴定。

(四) 医疗事故技术鉴定的基本原则

伴随着《医疗事故处理条例》,卫生部于 2002 年颁布了《医疗事故技术鉴定暂行办法》,该办法确保了医疗事故技术鉴定工作的有序进行。医疗事故技术鉴定的法律属性决定了其整个活动过程必须严格遵守《中华人民共和国民事诉讼法》、《中华人民共和国行政诉讼法》、《中华人民共和国刑事诉讼法》的有关规定和其他有关的法律法规。同时,医疗事故技术鉴定活动本身又是一项特殊的科学技术活动,具有其自身的规律与特点。基于这些原因,在医疗事故技术鉴定过程中,医疗事故技术鉴定委托机关、各级医学会组织、医疗事故技术鉴定专家、受理案件的其他司法机关以及参与诉讼活动有关的人都必须遵守以下原则。

1. 法制原则 鉴定制度是法律制度的组成部分,它的完善程度是法制建设的一个标志。因此,医疗事故技术鉴定制度必须与国家法律制度相一致,医疗事故技术鉴定活动必须严格遵守国家法律法规的规定。法制原则在医疗事故技术鉴定中主要体现为医疗事故技术鉴定主体、客体、程序、步骤、方法与结果要合法。从实体到程序,从形式到内容,从技术手段到各项标准必须严格执行法律法规的规定。

2. 公开、公平、公正原则　在医疗事故技术鉴定过程中贯彻公开原则，将有利于全社会的监督，最大限度地防止和克服腐败。公开原则在医疗事故技术鉴定过程中具体表现在：医疗事故技术鉴定项目公开、收费公开、标准公开、鉴定程序公开及鉴定专家姓名公开等。公平原则要求对不同委托主体委托的医疗事故技术鉴定要一视同仁。不论是来自公、检、法、司等机关还是来自企事业单位、社会团体、公民个人甚至是犯罪嫌疑人，在委托医疗事故技术鉴定业务的地位上是平等的，应平等地对待。公正原则要求处理医疗事故技术鉴定分歧决不能以下级服从上级、少数服从多数、"学生"服从老师、一般专家服从"权威"专家的方式强行统一。

3. 科学、客观原则　医疗事故技术鉴定是利用各种专门知识去分析并实现各种医疗事故技术鉴定客体在司法工作中的证明效用，因而需要强调科学的原则。科学、客观是医疗事故技术鉴定活动的生命。医疗事故技术鉴定专家自始至终必须遵守这一原则，才能确保医疗事故技术鉴定结论正确无误。实事求是，尊重科学，一切活动按科学规律进行。医疗事故技术鉴定从受理到结论的得出，都要符合法律程序：包括鉴定资料的获取要符合科学标准；鉴定的步骤、手段、方法必须具有科学性、有效性、先进性；鉴定结论的得出要有充分的科学依据。每一医疗事故技术鉴定结论都应来源于客观实际，来源于对医疗事故技术鉴定客体的正确判断，切忌有任何偏见，更不能主观臆断和无知妄断。医疗事故技术鉴定是科学技术检验结果的判定。对检验结果作科学分析得出概念或抽象的结论，才能满足医疗事故技术鉴定的要求。分析的时候要依据科学原理，恰如其分地阐明其意义及各个征象的内部联系。切不可超越科学规律、超越事实能证明的限度，作跳跃式的推理。比如根据胃内容毒物分析呈阴性，就否定被检者中毒，这就是超越能证明的限度。因为胃内容毒物分析呈阴性，只能说明胃内容物中没有检验出毒物，不等于血液或其他组织没有毒物。

4. 独立医疗事故技术鉴定原则　独立医疗事故技术鉴定，即医疗事故技术鉴定专家在不受任何干扰的情况下，独立表达意思，根据对医疗事故技术鉴定客体检验的结果作出科学的判断。主要表现：医疗事故技术鉴定方案的制订、鉴定的实施、结论的提出、法庭证言等必须由医疗事故技术鉴定专家独立进行，不受司法机关职能部门的左右，不受其他机关、团体和个人的干扰。

5. 及时进行医疗事故技术鉴定原则　医疗事故技术鉴定客体随时都在发生变化，改变着本身的基本属性。如某些物证存在腐败变质的可能，某些毒物在血液保存期间浓度会很快下降，因此，医疗事故技术鉴定必须及时进行。医疗事故技术鉴定专家完成医疗事故技术鉴定的时间一般应在接受委托 15 日内，少数疑难医疗事故技术鉴定项目或需要时间条件的项目可延长医疗事故技术鉴定时限，如对伤情的鉴定，医疗事故技术鉴定要看损伤当时及治疗过程与预后情况，要待伤情稳定，才可作出损伤程度的结论。医疗事故技术鉴定专家不能按期完成医疗事故技术鉴定任务，应提前向委托机关提出延长医疗事故技术鉴定时限的申请。

6. 医疗事故技术鉴定分离原则　医疗事故技术鉴定分离原则，即医疗事故技术鉴定活动与司法活动相分离。这是指医疗事故技术鉴定机构应相对独立，不宜

NOTE

设置在侦查、检察、审判部门之内,并且在同一诉讼案件中,医疗事故技术鉴定专家不能参加侦查、检察、审判活动,而侦查、检察、审判人员也不能参加医疗事故技术鉴定活动。

7. 保守秘密原则 保守案情秘密,维护国家利益和委托人的合法利益是有关人员在医疗事故技术鉴定活动中应重视的一条原则,同时也是医疗事故技术鉴定专家的义务之一。任何案件都有一定的秘密,有些情况是不能泄露的。如不得散布案内人员的隐私;不得透露案内证据情况;不得将医疗事故技术鉴定结果告诉委托机关以外的任何单位和个人;不得向亲属谈论医疗事故技术鉴定内情等。

8. 医疗事故技术鉴定监督原则 医疗事故技术鉴定监督应贯穿于整个医疗事故技术鉴定过程,体现在各个方面,形成一个完善的监督机制。医疗事故技术鉴定监督主要体现在以下方面。

(1)医疗事故技术鉴定程序合法性的监督。医疗事故技术鉴定必须依法进行,如果医疗事故技术鉴定程序不合法,医疗事故技术鉴定结论不仅不具有证据作用,有关各方还应承担相应的法律责任。如医疗事故技术鉴定受理是否合法,即委托主体是否符合法律规定;受理主体是否为法定医疗事故技术鉴定机构(依法审批的医疗事故技术鉴定机构或依法指定的行业机构)和取得医疗事故技术鉴定资格的医疗事故技术鉴定专家;医疗事故技术鉴定专家是否参加了本案的侦查、调查活动,是否属于其他方面必须依法回避的人;医疗事故技术鉴定资料(主要指检材)的来源是否合法等。

(2)医疗事故技术鉴定方式客观性、公正性的监督。医疗事故技术鉴定方式不客观、不公正也会导致医疗事故技术鉴定结论失实。如医疗事故技术鉴定活动是否由两个以上医疗事故技术鉴定专家参加;医疗事故技术鉴定是否执行了复核制度;共同医疗事故技术鉴定或医疗事故技术鉴定委员会医疗事故技术鉴定是否符合组织规则,是否有强行统一医疗事故技术鉴定结论的做法,集体讨论活动是否邀请人大、政协、委托机关方面的代表参加旁听,避免暗箱操作等。

(3)医疗事故技术鉴定活动规范性的监督。监督医疗事故技术鉴定对象、医疗事故技术鉴定过程、医疗事故技术鉴定方法、医疗事故技术鉴定结果是否符合科学规范。如检材的提取、保存、运送、制备是否符合科学规则,检材的数量与质量是否具备医疗事故技术鉴定条件;样本来源是否真实,数量、质量是否符合要求;医疗事故技术鉴定的实施步骤、方法是否与所属学科该问题的科学规则一致,医疗事故技术鉴定方法是否具有有效性、先进性;医疗事故技术鉴定结论依据是否充分,是否达到法定的科学标准。如果这些方面中的一项不符合规范,就可能影响医疗事故技术鉴定结论的正确性、准确性。

(4)医疗事故技术鉴定专家举证质证的监督。医疗事故技术鉴定结论依法告知当事人,是对医疗事故技术鉴定活动和医疗事故技术鉴定专家最有力的监督。有的国家法律规定,如当事人或律师对医疗事故技术鉴定结论不服,可以询问医疗事故技术鉴定专家。我国法律也规定了这一条,从而加强医疗事故技术鉴定专家的责任心。医疗事故技术鉴定专家到法庭作证、质证是有关方面对医疗事故技术鉴定活动最有力的公开监督。法庭上作证、质证活动一定要严格,诉讼各方都不能走过场。法庭上有关各方对医疗事故技术鉴定专家提问越认真、辩论越深入,要求医疗事故技术鉴定专家回答问题越严格,对医疗事故技术鉴定专家的活动促进越大,医疗事故技术鉴定结论的客观性、公正性越有保证。随着我国诉讼制度的全面改革,庭审制度更加公开、文明,科学技术证据日益受到重视,诉讼活动中需要更多的科学技术服务。

为了加强医疗事故技术鉴定监督,提高诉讼的效率和质量,建议在今后的诉讼法修改中,增加"诉讼各方可以聘请技术顾问"的条款,为控方和辩方审查、判断技术性证据,并就技术证据问题进行法庭辩论提供依据,从客观上促使医疗事故技术鉴定专家转变工作态度,注重工作质量。这种技术顾问制度在美国和意大利的刑诉法中已有规定。

(五)医疗事故技术鉴定的程序

合法、正确的程序是保证鉴定结论正确、公平、合法的条件之一。进行医疗事故技术鉴定,应当遵守的一般程序如下。

1. 鉴定的提起 目前我国医疗事故技术鉴定的提起有3种方式:自行鉴定、行政鉴定和司法鉴定。医疗事故的自行鉴定,是指医疗事故争议双方当事人共同委托负责医疗事故技术鉴定工作的医学会组织的鉴定。医疗事故的行政鉴定,是指卫生行政部门接到医疗机构关于重大医疗过失行为的报告,或者医疗事故争议当事人要求处理医疗事故争议的申请后,对需要进行医疗事故技术鉴定的,交由负责医疗事故技术鉴定工作的医学会组织鉴定。医疗事故的司法鉴定,是指在医疗事故争议诉讼阶段人民法院认为需要鉴定或者重新鉴定而自行从医学会建立的专家库中,按照规定的办法随机抽取专家,组成专家鉴定组所作的鉴定。

2. 鉴定的受理 鉴定的受理由医学会负责。根据《医疗事故技术鉴定暂行办法》规定,医学会对有下列情形之一的,应不予受理,并说明理由:①当事人一方直接向医学会提出鉴定申请的;②医疗事故争议涉及多个医疗机构,其中一所医疗机构所在地的医学会已经受理的;③医疗事故争议已经人民法院调解达成协议或判决的;④当事人已向人民法院提起民事诉讼的(司法机关委托的除外);⑤非法行医造成患者身体健康损害的;⑥卫生部规定的其他情形。其中第①项之所以不予受理,是因为《条例》明确规定,当事人直接向医学会提出鉴定申请的,必须是双方当事人协商一致,共同提出申请,否则医学会不予受理。第⑤项情形不属于医疗事故,所以不予受理。受害人应直接向人民法院提出民事诉讼或刑事附带民事诉讼,需要进行技术鉴定的,应当向人民法院申请启动鉴定程序。《条例》规定,委托医学会组织医疗事故技术鉴定可以收取鉴定费用,提交鉴定材料。当事人在收到医学会通知的10日内提交有关材料、书面陈述、答辩书。有关材料包括:住院患者的病程记录、死亡案例讨论记录、疑难病例讨论记录、上级医生查房记录、会诊记录等资料原件;住院患者的住院志、体温表、医嘱单、化验单(检验报告)、医学影像检查资料、特殊检查同意书、手术同意书、手术及麻醉记录单、病理资料、护理记录等原件;抢救急危者,在规定时间内补记的病历原件;封存保留的输液、注射用品和血液、药物等实物,或依法具有检验资格的检验机构对这些实物作出的检验报告;与鉴定有关的其他材料。以上资料都应由医疗机构予以提供。另外,对在医疗机构建有病历档案的门诊、急诊患者,其病历资料由医疗机构提供;没有病历档案的由患者提供。不论是医疗机构还是患者,都应积极配合调查,如实提供资料。任何一方不予配合、影响医疗事故技术鉴定的,由不予配合的一方承担责任。医学会听取双方陈述及申辩、调查取证。专家鉴定组应认真听取双方当事人的陈述及申辩,并进行核实。若有必要,可以向双方当事人和其他相关组织、个人进行调查取证,专家鉴定组进行技术鉴定。专家鉴定组应在事实清楚、证据确凿的基础上,综合分析患者的病情和个体差异,作出鉴定结论。

(六)医疗事故损害赔偿制度

1. 医疗事故赔偿数额　医疗事故赔偿应当考虑下列因素,确定具体赔偿数额:医疗事故等级;医疗过失行为在医疗事故损害后果中的责任程度;医疗事故损害后果与患者原有疾病状况之间的关系。不属于医疗事故的,医疗机构不承担赔偿责任。

医疗事故具体赔偿数额应当与案件的医疗事故等级相适应;应当与医疗过失行为在医疗事故损害赔偿中的责任程度相适应(即医疗机构所承担的赔偿份额,应当与其医疗过失行为对患者人身损害的后果相一致)。举例:患者,男,成年。因慢性腰腿痛,于理疗科接受酒醋泥疗法,但因进修护士在配制泥疗药材时,将纯冰醋酸误作10%冰醋酸调配药材,给患者治疗时,引起化学性烧伤,至腰部呈2度烧伤,面积达 8 cm ×15 cm。该案属医疗机构负完全责任的医疗事故,患者被烧伤完全是由于护士的粗心大意,调配药时不慎造成的,故医院应负完全责任,赔偿患者全部损失。

2. 关于精神损害赔偿　一般认为,精神损害赔偿的法律依据是《中华人民共和国民法通则》第120条的规定“公民的姓名权、肖像权、名誉权、荣誉权受到侵害的,有权要求停止侵害,恢复名誉,消除影响,赔礼道歉,并可以要求赔偿损失。”根据这一规定,我们认为,对医疗事故造成的损害,可有条件地适用精神损害赔偿。西方发达国家在对医疗事故案件审理时,一般都判决精神损害赔偿,我国采取这种制度,亦与国际接轨。

(七)医疗事故法律责任

1. 医疗事故民事责任

1)医疗事故民事责任的构成要件　医疗事故民事责任是指医疗单位和医务人员在诊疗护理过程中违反法律法规规定,违反诊疗护理常规,侵害公民的生命、健康权时,应对受害人承担的损害赔偿责任。出现医疗事故要承担一定的责任,主要是指民事责任。承担医疗事故民事责任要符合下列条件。

(1)医疗单位和医务人员行为的违法性。

(2)医疗单位和医务人员主观上有过错。需要注意的是,与一般承担民事责任的要件不同,这里的过错不包括故意,仅指过失。

(3) 有损害事实。即医疗单位和医务人员在诊疗护理过程中虽有违反法律法规规定、违反诊疗护理常规的行为,但如果没有损害事实,则不承担民事责任,也不需赔偿。

(4) 医疗单位和医务人员的违法行为与损害事实之间有因果关系。

2) 医疗事故赔偿案件中的举证责任倒置 所谓举证责任倒置,指基于法律规定,将通常情形下本应由提出主张的一方当事人(一般是原告)就某种事由不负担举证责任,而由他方当事人(一般是被告)就某种事实存在或不存在承担举证责任,如果他方当事人不能就此举证证明,则推定原告的事实主张成立的一种举证责任分配制度。在一般证据规则中"谁主张谁举证"是举证责任分配的一般原则,而举证责任的倒置则是这一原则的例外。从2002年4月1日起,在我国因医疗行为侵权的诉讼中,开始实行"举证责任倒置"。患者将不再承担对医疗行为与损害结果的因果关系以及医疗过程有无过错的举证责任,而改由医疗机构来承担。实行过错推定之后,医疗机构如果认为自己的医疗行为没有过错,则要自己举证证明,举出自己的行为不是医疗事故、不具有主观过错的证据。能够证明的,不构成侵权责任;不能举证证明的,过错推定成立,构成医疗事故赔偿责任。医疗机构能够证明自己的医疗行为与患者损害之间没有因果关系,医务人员和医疗单位没有过错,医疗单位就不承担侵权责任。

2. 医疗事故行政责任 当造成医疗事故责任的医务人员,其行为已经超过批评教育的限度,但又未达到触犯刑律的程度,一般应给予行政处分或行政处罚。对造成医疗事故的医疗机构及有关医务人员,尚未构成犯罪的可以给予行政处罚。

3. 医疗事故刑事责任 对造成医疗事故情节十分严重的,依法追究刑事责任。医疗事故罪是指医务人员严重不负责任,过失造成就诊人死亡或严重损害就诊人身体健康的行为。构成此罪必须具备以下要件:①侵害的客体是就诊人员的生命、健康权利和医疗单位的管理秩序;②客观方面行为人实施了危害社会的行为,而且造成了就诊人死亡或者健康受到严重损害的结果;③犯罪主体只能由医务人员构成。包括直接从事医疗、护理事宜的人员,包括国家、集体医疗单位的医生、护士、药剂人员,以及经主管部门批准开业的个体行医人员;④犯罪主观方面表现为过失。在诊疗护理过程中,医务人员若故意致使就诊人死亡或健康受到严重损害,则应以故意杀人罪或故意伤害罪定罪处罚。

另外,对在医疗事故处理中相关的其他机构及人员,包括卫生行政部门及负有责任的主管人员及直接责任人、医疗机构及负有责任的主管人员和直接责任人、参加医疗事故技术鉴定的人员等在医疗事故的处理中,有违反法律规定行为者,将依法给予警告、限期改正、限期停顿、吊销许可证或给予行政处分或纪律处分、处罚,严重者将追究刑事责任。

三、护理差错事故

(一)护理差错事故的相关概念

1. 医疗(护理)事故 医疗(护理)事故指医疗机构及医务人员在医疗活动中,

违反医疗卫生管理法律、行政法规、部门规章和诊疗护理规范、常规,过失造成患者人身损害的事故。

2. 护理差错 在护理工作中因责任心不强,粗心大意,不按规章制度办事和技术水平低而发生差错、对患者直接或间接产生影响,但未造成严重不良后果者称为差错。护理差错分为一般差错和严重差错:一般差错是指未对患者造成影响,或对患者有轻影响,但未造成不良后果者;严重差错是指护理人员的失职行为或技术过失给患者造成一定的痛苦,延长了治疗时间。

3. 护理缺陷 临床工作中,最常见的是虽然有某一环节的错误,但被发现后得到及时纠正,并未发生在患者身上(如错抄医嘱,但未执行)的现象,称为护理缺陷。护理缺陷是构成护理差错的危险因素,而护理差错又是构成护理事故的危险因素。因此,对护理差错、护理缺陷的有效管理是防范、杜绝护理事故的重要手段。

（二）护理事故的分类及评定标准

凡在护理工作中,由于不负责任,不遵守规章制度和技术操作规程,作风粗暴或业务不熟悉而给患者带来严重痛苦,造成残废或死亡等不良后果的行为即称为护理事故。

1. 护理事故等级分类

（1）一级事故:由于护理人员的过失,直接造成患者死亡者。

（2）二级事故:促使患者死亡或造成残废者。

（3）三级事故:造成轻度残废或严重痛苦者。

2. 护理责任事故范围

（1）护理人员工作不负责任。交接班不认真,观察病情不细致,病情变化发现不及时,以致失去抢救机会,造成严重不良后果者。

（2）不认真执行查对制度而打错针,发错药,输错血液;护理不周到,发生严重烫伤或压疮,昏迷躁动患者或无陪伴的小儿坠床,造成严重不良后果者。

（3）对疑难问题,不请示汇报、主观臆断,擅自盲目处理,造成严重不良后果者。

（4）延误供应抢救物资、药品,供应未灭菌的器械、敷料、药品,或因无菌操作不严格而发生感染,造成严重不良后果者。

（5）不掌握医疗原则,滥用麻醉药品,造成严重不良后果者。

（6）手术室护士点错纱布、器械,因而遗留在体腔或伤口内,造成严重不良后果者。

3. 技术事故范围 凡确因设备条件所限或技术水平低或经验不足而导致上述不良后果者。

（三）建立新型病房护理制度适应举证责任倒置

举证责任倒置加大了医院的举证责任,在某种程度上也增加了医院的风险。因而,应建立新型病房护理制度,杜绝、预防因护理工作而引发的医疗纠纷,避免在医疗纠纷中处于不利地位。

1. **委托授权制度**　患者享有知情权及对手术、特殊治疗等的决定权。因而，医院应建立委托授权制度，即在患者入院时，由患者将其知情权及手术、特殊治疗等的决定权书面授权给其成年亲朋好友中的1～2人代为行使，需要注意的是未成年患者须由其父母委托授权。医院应将该授权委托书随病历保存。

2. **签字认可制度**　对诸如青霉素等易过敏药物，建立由患者签字制度，内容包括患者姓名、有无过敏史、注射药物名称、数量、皮试开始时间、观察时间、皮试结果、注射药物时间等，执行护士要签名，患者本人或其委托代理人也要签字，以示其对全过程的认可。此举将有效地保护单独值班的护士。贵重口服药物的发放、注射所使用药物等，也应由患者本人或其委托代理人签字。

3. **巡视制度**　及时发现患者病情的变化，不仅是治疗护理的本质之一，也体现了护理的人文关怀精神。建立并落实科学、切实可行的巡视制度，可以及时发现病情变化并采取有效措施，从而大大提升护理质量和护理效果，减少和杜绝医疗纠纷的发生。

（涂仲良　杨　健）

能力检测

一、名词解释

1. 医疗事故

2. 护理事故

二、填空题

1. 护士申请延续注册的时间应为_____。

2. 护士执业注册的有效期为_____。

三、选择题

1. 《护士条例》施行的时间是（　　）。

A. 1993年3月26日　　　　　B. 1994年1月1日

C. 2008年1月31日　　　　　D. 2008年5月12日

2. 关于医生和护士的关系，下列说法错误的是（　　）。

A. 医疗和护理是既有合作又有分工的两个专业

B. 在如何护理患者的问题上，应该由护士作出决策，进行组织安排

C. 护士是医生的助手或部下

D. 护理要根据诊断、治疗进行，但不等于护理工作没有相对独立性

3. 针对护士在执业活动中面临职业危害的问题，《护士条例》中未做以下规定（　　）。

A. 护士应当获得与其所从事的护理工作相适应的卫生防护、医疗保健服务

B. 从事有感染传染病危险工作的护士，应当接受职业健康监护

C. 不得要求护士从事直接接触有毒有害物质的危险工作

D. 护士患职业病的,有依照有关法律、行政法规的规定获得赔偿的权利

4. 医疗废物在医疗卫生机构暂存的时间不得超过(   )。

A. 24 h   B. 2 天   C. 5 天   D. 10 天

5. 申请注册的护理专业毕业生,应在教学或综合医院完成临床实习,其时限至少为(   )。

A. 6 个月   B. 8 个月   C. 10 个月   D. 12 个月

四、简答题

1. 简述医疗事故的构成要件。

2. 护士在执业活动中应当享有哪些权利?

附 录

附录 A　南丁格尔誓言

余谨以至诚，
于上帝及会众面前宣誓：
终身纯洁，忠贞职守。
尽力提高护理之标准；
勿为有损之事，
勿取服或故用有害之药；
慎守病人家务及秘密，
竭诚协助医生之诊治，
务谋病者之福利。
谨誓！

附录 B　日内瓦宣言
（1948 年世界医学协会日内瓦大会采用）

准许我进入医业时：
我郑重地保证自己要奉献一切为人类服务。
我将要给我的师长应有的崇敬及感激；
我将要凭我的良心和尊严从事医业；
病人的健康应为我的首要的顾念；
我将要尊重所寄托给我的秘密；
我将要尽我的力量维护医业的荣誉和高尚的传统；
我的同业应视为我的手足；
我将不容许有任何宗教、国籍、种族、政见或地位的考虑介于我的职责和病人间；
我将要尽可能地维护人的生命，自从受胎时起；
即使在威胁之下，我将不运用我的医学知识去违反人道。

我郑重地,自主地并且以我的人格宣誓以上的约定。

附录C　医院实施优质护理服务工作标准(试行)

一、医院组织领导

(一)加强组织领导

1. 成立由院长任组长的"优质护理服务示范工程"领导小组,定期召开会议,研究解决护理工作中存在的有关问题。

2. 院领导定期进行行政查房,及时听取意见,采取改进措施,提高护理服务水平。

(二)制订并落实工作方案

1. 根据医院实际,制订切实可行的"优质护理服务示范工程"活动工作方案,有明确的进度安排,各有关部门职责清晰、分工协作。

2. 工作方案能够有效落实。

(三)加强培训工作

1. 全院各部门和医务人员能够正确理解开展"优质护理服务示范工程"活动的目的、意义、工作实质和具体措施等。

2. 根据卫生部和国家中医药管理局印发的相关文件、规范,组织开展全员培训,使护理管理者和护士充分认识改革护理工作模式的必要性,为患者提供整体护理服务。

(四)加强宣传交流

1. 加大宣传力度,在全院营造深化"以患者为中心"的服务理念,为患者提供优质护理服务的活动氛围。

2. 在工作中不断总结经验,及时在全院推广,让更多患者受益。

二、临床护理管理

(一)健全并落实规章制度

1. 建立健全护理工作规章制度,制订并落实疾病护理常规和临床护理技术规范及标准。中医医院和开设中医病房的综合医院、专科医院,认真执行《中医护理常规、技术操作规程》。

2. 建立护士岗位责任制,明确各级各类护士的岗位职责、工作标准和护理质量考核标准,落实责任制整体护理,探索实施护士的岗位管理。

(二)落实护理管理职能

根据《护士条例》和医院的功能任务,建立完善的护理管理组织体系。护理部对护理工作质量和护理人员进行管理,并具备相应能力。

（三）合理调配护士人力

1. 护理部能够根据临床护理工作需要，对全院护士进行合理配置和调配。护理部掌握全院护理岗位、护士分布情况。

2. 科护士长、病房护士长可以在科室、病房层面根据工作量调配护士，体现以患者为中心。

3. 有条件的医院可以建立机动护士人力资源库，保证应急需要和调配。

（四）建立健全绩效考核制度

1. 根据护士工作量、护理质量、患者满意度等要素对护士进行综合考评。

2. 将考评结果与护士薪酬分配、晋升、评优等相结合。

3. 护士的薪酬分配向临床一线护理工作量大、风险较高、技术性强的岗位倾斜，体现多劳多得、优劳优酬。

三、临床护理服务

（一）病房管理有序

1. 病房环境安静、整洁、安全、有序。

2. 不依赖患者家属或家属自聘护工护理患者，陪护率明显下降。

（二）公示并落实服务项目

1. 根据《综合医院分级护理指导原则（试行）》等文件要求，结合病房实际，细化分级护理标准、服务内涵和服务项目，在病房醒目位置公示并遵照落实。

2. 患者的护理级别与患者病情和自理能力相符。

（三）护士配备合理

1. 依据护理工作量和患者病情配置护士，病房实际床位数与护士数的比例应当≥1∶0.4。每名责任护士平均负责患者数量不超过 8 个。

2. 一级护理患者数量较多的病房，护士配置应当适当增加。

（四）实施责任制整体护理

1. 病房实施责任制分工方式，责任护士为患者提供整体护理服务，履行基础护理、病情观察、治疗、沟通和健康指导等护理工作职责，使其对所负责的患者提供连续、全程的护理服务。

2. 每个责任护士均负责一定数量的患者，每名患者均有相对固定的责任护士对其全程全面负责。

（五）规范护理执业行为

1. 责任护士全面履行护理职责，为患者提供医学照顾，协助医师实施诊疗计划，密切观察患者病情，及时与医师沟通，对患者开展健康教育，康复指导，提供心理支持。

2. 临床护理服务充分体现专科特色，丰富服务内涵，将基础护理与专科护理有机结合，保障患者安全，体现人文关怀。

3. 按照《中医医院中医护理工作指南》要求,中医医院和综合医院、专科医院的中医病房临床护理服务充分体现中医药特色优势,开展辨证施护和中医特色专科护理,配合医师积极开展中医护理技术操作,提高中医护理水平。

（六）护士分层管理

在实施责任制护理的基础上,根据患者病情、护理难度和技术要求等要素,对护士进行合理分工、分层管理,体现能级对应。

（七）护患关系和谐

1. 责任护士熟悉自己负责患者的病情、观察重点、治疗要点、饮食和营养状况、身体自理能力等情况,并能够及时与医师沟通。

2. 患者知晓自己的责任护士,并对护理服务有评价。

3. 护患相互信任支持,关系融洽。

（八）合理实施排班

1. 兼顾临床需要和护士意愿、合理实施排班、减少交接班次数。

2. 病房排班有利于责任护士对患者提供全程、连续的护理服务。

（九）简化护理文书书写

结合专科特点,设计表格式护理文书、简化书写、缩短护士书写时间。

（十）提高患者满意度

1. 定期进行患者满意度调查。调查内容客观,调查资料可信度高。

2. 了解患者对护理工作的反映,听取患者意见,并根据反馈意见采取可持续改进的措施,不断提高患者满意度。

（十一）护理员管理使用（适用于有护理员的病房）

1. 建立完善的护理员管理制度,严格限定岗位职责。

2. 护理员必须经过专业培训,协助护士完成非技术性照顾患者工作。

3. 护理员不得从事重症监护患者和新生儿的生活护理,不得从事护理技术工作。

四、支持保障措施

（一）改善护士工作条件和待遇

1. 落实《护士条例》中规定的护士合法权益。

2. 充实临床一线护士数量,稳定临床一线护士队伍。临床一线护士占全院护士比例≥95%。

3. 提高临床一线护士福利待遇,实行同工同酬。

（二）完善支持保障系统

1. 建立健全支持保障系统,形成全院工作服务于临床的格局。

2. 采取有效措施尽可能减少病房护士从事非护理工作,为患者提供直接护理服务。

附录 D　人体器官移植条例

第一章　总　　则

第一条　为了规范人体器官移植,保证医疗质量,保障人体健康,维护公民的合法权益,制定本条例。

第二条　在中华人民共和国境内从事人体器官移植,适用本条例;从事人体细胞和角膜、骨髓等人体组织移植,不适用本条例。

本条例所称人体器官移植,是指摘取人体器官捐献人具有特定功能的心脏、肺脏、肝脏、肾脏或者胰脏等器官的全部或者部分,将其植入接受人身体以代替其病损器官的过程。

第三条　任何组织或者个人不得以任何形式买卖人体器官,不得从事与买卖人体器官有关的活动。

第四条　国务院卫生主管部门负责全国人体器官移植的监督管理工作。县级以上地方人民政府卫生主管部门负责本行政区域人体器官移植的监督管理工作。

各级红十字会依法参与人体器官捐献的宣传等工作。

第五条　任何组织或者个人对违反本条例规定的行为,有权向卫生主管部门和其他有关部门举报;对卫生主管部门和其他有关部门未依法履行监督管理职责的行为,有权向本级人民政府、上级人民政府有关部门举报。接到举报的人民政府、卫生主管部门和其他有关部门对举报应当及时核实、处理,并将处理结果向举报人通报。

第六条　国家通过建立人体器官移植工作体系,开展人体器官捐献的宣传、推动工作,确定人体器官移植预约者名单,组织协调人体器官的使用。

第二章　人体器官的捐献

第七条　人体器官捐献应当遵循自愿、无偿的原则。

公民享有捐献或者不捐献其人体器官的权利;任何组织或者个人不得强迫、欺骗或者利诱他人捐献人体器官。

第八条　捐献人体器官的公民应当具有完全民事行为能力。公民捐献其人体器官应当有书面形式的捐献意愿,对已经表示捐献其人体器官的意愿,有权予以撤销。

公民生前表示不同意捐献其人体器官的,任何组织或者个人不得捐献、摘取该公民的人体器官;公民生前未表示不同意捐献其人体器官的,该公民死亡后,其配偶、成年子女、父母可以以书面形式共同表示同意捐献该公民人体器官的意愿。

第九条　任何组织或者个人不得摘取未满18周岁公民的活体器官用于移植。

第十条　活体器官的接受人限于活体器官捐献人的配偶、直系血亲或者三代以内旁系血亲,或者有证据证明与活体器官捐献人存在因帮扶等形成亲情关系的人员。

第三章　人体器官的移植

第十一条　医疗机构从事人体器官移植,应当依照《医疗机构管理条例》的规定,向所在地省、自治区、直辖市人民政府卫生主管部门申请办理人体器官移植诊疗科目登记。

医疗机构从事人体器官移植,应当具备下列条件:

(一)有与从事人体器官移植相适应的执业医师和其他医务人员;

(二)有满足人体器官移植所需要的设备、设施;

(三)有由医学、法学、伦理学等方面专家组成的人体器官移植技术临床应用与伦理委员会,该委员会中从事人体器官移植的医学专家不超过委员人数的1/4;

(四)有完善的人体器官移植质量监控等管理制度。

第十二条　省、自治区、直辖市人民政府卫生主管部门进行人体器官移植诊疗科目登记,除依据本条例第十一条规定的条件外,还应当考虑本行政区域人体器官移植的医疗需求和合法的人体器官来源情况。

省、自治区、直辖市人民政府卫生主管部门应当及时公布已经办理人体器官移植诊疗科目登记的医疗机构名单。

第十三条　已经办理人体器官移植诊疗科目登记的医疗机构不再具备本条例第十一条规定条件的,应当停止从事人体器官移植,并向原登记部门报告。原登记部门应当自收到报告之日起2日内注销该医疗机构的人体器官移植诊疗科目登记,并予以公布。

第十四条　省级以上人民政府卫生主管部门应当定期组织专家根据人体器官移植手术成功率、植入的人体器官和术后患者的长期存活率,对医疗机构的人体器官移植临床应用能力进行评估,并及时公布评估结果;对评估不合格的,由原登记部门撤销人体器官移植诊疗科目登记。具体办法由国务院卫生主管部门制订。

第十五条　医疗机构及其医务人员从事人体器官移植,应当遵守伦理原则和人体器官移植技术管理规范。

第十六条　实施人体器官移植手术的医疗机构及其医务人员应当对人体器官捐献人进行医学检查,对接受人因人体器官移植感染疾病的风险进行评估,并采取措施,降低风险。

第十七条　在摘取活体器官前或者尸体器官捐献人死亡前,负责人体器官移植的执业医师应当向所在医疗机构的人体器官移植技术临床应用与伦理委员会提出摘取人体器官审查申请。

人体器官移植技术临床应用与伦理委员会不同意摘取人体器官的,医疗机构不得做出摘取人体器官的决定,医务人员不得摘取人体器官。

第十八条　人体器官移植技术临床应用与伦理委员会收到摘取人体器官审查申请后,应当对下列事项进行审查,并出具同意或者不同意的书面意见:

(一)人体器官捐献人的捐献意愿是否真实;

(二)有无买卖或者变相买卖人体器官的情形;

(三)人体器官的配型和接受人的适应证是否符合伦理原则和人体器官移植

技术管理规范。

经 2/3 以上委员同意，人体器官移植技术临床应用与伦理委员会方可出具同意摘取尸体器官的书面意见。

第十九条　从事人体器官移植的医疗机构及其医务人员摘取活体器官前，应当履行下列义务：

（一）向活体器官捐献人说明器官摘取手术的风险、术后注意事项、可能发生的并发症及其预防措施等，并与活体器官捐献人签署知情同意书；

（二）查验活体器官捐献人同意捐献其器官的书面意愿、活体器官捐献人与接受人存在本条例第十条规定关系的证明材料；

（三）确认除摘取器官产生的直接后果外不会损害活体器官捐献人其他正常的生理功能。

从事人体器官移植的医疗机构应当保存活体器官捐献人的医学资料，并进行随访。

第二十条　摘取尸体器官，应当在依法判定尸体器官捐献人死亡后进行。从事人体器官移植的医务人员不得参与捐献人的死亡判定。

从事人体器官移植的医疗机构及其医务人员应当尊重死者的尊严；对摘取器官完毕的尸体，应当进行符合伦理原则的医学处理，除用于移植的器官以外，应当恢复尸体原貌。

第二十一条　从事人体器官移植的医疗机构实施人体器官移植手术，除向接受人收取下列费用外，不得收取或者变相收取所移植人体器官的费用：

（一）摘取和植入人体器官的手术费；

（二）保存和运送人体器官的费用；

（三）摘取、植入人体器官所发生的药费、检验费、医用耗材费。

前款规定费用的收取标准，依照有关法律、行政法规的规定确定并予以公布。

第二十二条　申请人体器官移植手术患者的排序，应当符合医疗需要，遵循公平、公正和公开的原则。具体办法由国务院卫生主管部门制订。

第二十三条　从事人体器官移植的医务人员应当对人体器官捐献人、接受人和申请人体器官移植手术的患者的个人资料保密。

第二十四条　从事人体器官移植的医疗机构应当定期将实施人体器官移植的情况向所在地省、自治区、直辖市人民政府卫生主管部门报告。具体办法由国务院卫生主管部门制订。

第四章　法　律　责　任

第二十五条　违反本条例规定，有下列情形之一，构成犯罪的，依法追究刑事责任：

（一）未经公民本人同意摘取其活体器官的；

（二）公民生前表示不同意捐献其人体器官而摘取其尸体器官的；

（三）摘取未满 18 周岁公民的活体器官的。

第二十六条　违反本条例规定，买卖人体器官或者从事与买卖人体器官有关活动的,由设区的市级以上地方人民政府卫生主管部门依照职责分工没收违法所得,并处交易额 8 倍以上 10 倍以下的罚款;医疗机构参与上述活动的,还应当对负有责任的主管人员和其他直接责任人员依法给予处分,并由原登记部门撤销该医疗机构人体器官移植诊疗科目登记,该医疗机构 3 年内不得再申请人体器官移植诊疗科目登记;医务人员参与上述活动的,由原发证部门吊销其执业证书。

国家工作人员参与买卖人体器官或者从事与买卖人体器官有关活动的,由有关国家机关依据职权依法给予撤职、开除的处分。

第二十七条　医疗机构未办理人体器官移植诊疗科目登记,擅自从事人体器官移植的,依照《医疗机构管理条例》的规定予以处罚。

实施人体器官移植手术的医疗机构及其医务人员违反本条例规定,未对人体器官捐献人进行医学检查或者未采取措施,导致接受人因人体器官移植手术感染疾病的,依照《医疗事故处理条例》的规定予以处罚。

从事人体器官移植的医务人员违反本条例规定,泄露人体器官捐献人、接受人或者申请人体器官移植手术患者个人资料的,依照《执业医师法》或者国家有关护士管理的规定予以处罚。

违反本条例规定,给他人造成损害的,应当依法承担民事责任。

违反本条例第二十一条规定收取费用的,依照价格管理的法律、行政法规的规定予以处罚。

第二十八条　医务人员有下列情形之一的,依法给予处分;情节严重的,由县级以上地方人民政府卫生主管部门依照职责分工暂停其 6 个月以上 1 年以下执业活动;情节特别严重的,由原发证部门吊销其执业证书:

(一)未经人体器官移植技术临床应用与伦理委员会审查同意摘取人体器官的;

(二)摘取活体器官前未依照本条例第十九条的规定履行说明、查验、确认义务的;

(三)对摘取器官完毕的尸体未进行符合伦理原则的医学处理,恢复尸体原貌的。

第二十九条　医疗机构有下列情形之一的,对负有责任的主管人员和其他直接责任人员依法给予处分;情节严重的,由原登记部门撤销该医疗机构人体器官移植诊疗科目登记,该医疗机构 3 年内不得再申请人体器官移植诊疗科目登记:

(一)不再具备本条例第十一条规定条件,仍从事人体器官移植的;

(二)未经人体器官移植技术临床应用与伦理委员会审查同意,做出摘取人体器官的决定,或者胁迫医务人员违反本条例规定摘取人体器官的;

(三)有本条例第二十八条第(二)项、第(三)项列举的情形的。

医疗机构未定期将实施人体器官移植的情况向所在地省、自治区、直辖市人民政府卫生主管部门报告的,由所在地省、自治区、直辖市人民政府卫生主管部门责令限期改正;逾期不改正的,对负有责任的主管人员和其他直接责任人员依法给予处分。

第三十条　从事人体器官移植的医务人员参与尸体器官捐献人的死亡判定的,由县级以上地方人民政府卫生主管部门依照职责分工暂停其 6 个月以上 1 年以下执业活动;情节严重的,由原发证部门吊销其执业证书。

第三十一条　国家机关工作人员在人体器官移植监督管理工作中滥用职权、玩忽职守、徇私舞弊,构成犯罪的,依法追究刑事责任;尚不构成犯罪的,依法给予处分。

第五章　附　　则

第三十二条　本条例自 2007 年 5 月 1 日起施行。

(徐志英)

能力检测参考答案

第一章

一、名词解释

1. 道德就是人们在社会生活实践中形成的并由一定的社会经济基础决定的，以善恶为评价标准，依靠社会舆论、传统习俗和内心信念维系，用以调整人与人、人与社会及人与自然关系的心理意识、原则规范和行为活动的总和。

2. 伦理，原意为公共场所和驻地，后引申为生活习惯、习俗或性格、品行。在现代社会，伦理是指调整人伦关系的准则。

3. 职业道德是指从事一定职业的人们在职业生活中应该遵守的具有职业特征的道德要求和行为准则。

4. 护理伦理是普通伦理原则规范在护理实践中的具体应用，是调整护理活动中的人与人、人与社会及人与自然之间关系的行为规范的总和。

5. 道德意识是指人们在对一定的社会道德关系、道德活动的认识和理解基础上而形成并影响道德活动的各种具有善恶价值取向的心理过程和观念。

6. 道德关系是指人们基于一定的道德意识，遵循特定的社会道德准则，以某种特有的活动方式而发生的社会关系。

7. 道德活动是指人们依据一定的道德原则规范而进行的可以用善恶观念进行评价的群体活动和个体行为。

8. 护理职业态度指的是劳动态度，即指护理人员为患者提供服务时所表现出来的心理准备状态和行为倾向。

9. 护理职业理想是指护理人员依据个人条件和社会要求，所确立的职业奋斗目标。包括奋斗的职业方向、理想的职业境界及成就。

10. 护理职业责任是护理人员在护理活动中所负有的特定职责，包括护理人员应该做的工作和应承担的义务。

11. 护理职业技能是护理人员完成护理活动所需的技术和能力。

12. 护理职业纪律是指护理人员在执业中应该遵循的行为准则。

13. 护理职业良心是指护理人员对护理职业责任的自觉意识，职业良心的本质是自律。

14. 护理职业荣誉是指护理人员在履行自己的职业责任与义务后所获得的社

会或他人的肯定与赞誉,以及由此而在自己内心产生的自我满足感与荣耀感。

二、填空题

1. 道德

2. 道德 利益

3. 社会生活实践中 社会经济基础 善恶 社会舆论 传统习俗 内心信念

4. 护理职业态度 护理职业理想 护理职业责任 护理职业技能 护理职业纪律 护理职业良心 护理职业荣誉 护理职业作风

三、选择题

1. A   2. D   3. B   4. B

四、简答题

1. 答:道德产生的条件:马克思主义认为,道德的产生首先在于人与人之间发生劳动关系后,有了对道德的客观需要,如经过合作关系所获得的劳动产品如何分配才能保证公平合理,这是道德产生的客观条件。其次,道德的产生还需要发生关系的双方能够意识到彼此关系的存在,即道德主体具有自我意识,既能意识到自己与他人的不同,又能意识到自己与他人有劳动合作与利益关系,并且能够意识到自己与他人彼此地位均等权利平等的问题,这是道德产生的主观条件。主客观条件相结合,便产生了公平、正义、平等、人道等道德价值与原则。道德产生的主客观条件,都不能离开人类的社会生活实践。

2. 答:道德与伦理的关系:伦理与道德本质上是没有差异的,都是指调整人们关系的行为规范。但在实际生活中,有时人们将二者互换使用,有时却严格区分。这说明伦理与道德存在细微差异:第一,伦理侧重道德理论,道德侧重道德实践。比如研究道德的学问就叫伦理学,而在评价个体的某一已有行为时则使用道德概念。第二,伦理侧重在社会层面上使用,道德则侧重在个体层面上使用。比如制度伦理、个体道德概念的使用就说明了这点。第三,伦理研究人与人之间的"应然"关系,道德研究某人与道理之间的"实然"关系。如伦理学探究所有的人与人的关系应该是什么样子的,这一"应该"带有了理想的色彩,而评价某人是有道德的或某行为是合乎道德的,说明某人已经采取了某行为,这是对一个现实状态的评价。

3. 答:职业道德的特点如下。

(1) 专属性与局限性。

(2) 时代性与历史的继承性。

4. 答:护理伦理与卫生法规的关系如下。

护理伦理与卫生法规都是以调整护理实践中人们相互关系为目的的行为规范。二者相互渗透、彼此包涵,即卫生法规包涵有护理伦理的内涵,护理伦理又包涵卫生法规的要求;同时二者相互作用,彼此补充,即护理伦理为卫生法规的先导,卫生法规是护理伦理的依靠。

卫生法规是培养和传播护理伦理的有力武器,护理伦理则是维护和实施卫生法规的有效基础。

5．答:学习护理伦理与法规的主要意义如下。

（1）有利于提高护理人员的伦理意识和法制观念。

（2）有利于提高护理质量和医院的管理水平。

（3）有利于护理人员学会安全执业。

第二章

一、名词解释

1．功利论又称功利主义,是与道德论相对立的伦理学说。功利主义是西方伦理学中一种以功效或利益作为道德标准的学说,是根据行为是否以相关者的最大利益为直接目的而确定道德规范的伦理思想。

2．美德论又称德性论或品德论,美德指的是个人的道德品格或品行,是内在的思想、品德与外在的语言、行为、选择的和谐统一。美德论的基本观点是以品德、美德和人为中心,关注人应该具有何种品德或德性以及如何才能成为具有这种德性或美德人的伦理理论。

3．人道论又称人道主义,主要是指一种以人为本,充分尊重人的价值和人的权利,并以人的本性作为考察尺度的哲学观念和伦理理论。

二、填空题

1．应该 不应该

2．胆识 审慎

三、选择题

1．A   2．D

四、简答题

1．答:护理伦理的基本原则是指护理道德最一般的道德原则,是护理道德规范最根本的道德依据,即"防病治病,救死扶伤,实行社会主义人道主义,全心全意为人民身心健康服务"。

护理伦理学的具体原则包括:尊重原则、不伤害原则、有利原则和公正原则等。

2．答:生命价值论的问世和运用具有重大的理论和实践意义,它与生命质量论互为补充,成为现代护理伦理学中生命伦理观的基础。

（1）有利于正确认识人的生命存在价值。

（2）引导医护人员做出科学的医疗决策。

（3）为我国人口政策提供了伦理依据。

第三章

一、名词解释

1．护患关系是护理过程中,护理人员与患者及患者家属在一种特殊环境中交际互动所形成的短暂型人际关系。它是一种专业性人际关系,是为了解决特定的医疗护理问题,为了完成特定的专业任务而建立和发展起来的,并将伴随专业任务的完成而结束。

2. 护际关系又称护护关系，是指在护理实践中形成的护理人员与护理人员之间的关系，包括同级护理人员之间的关系、护理人员与上下级之间的关系。

3. 护医关系也称医护关系，是指在医疗护理实践中护理人员与医生之间形成的关系。护医关系实质是一种同事合作关系，是一种群体与群体间的关系。

二、填空题

1. 主动-被动型　指导-合作型　共同参与型

2. 患者对医疗护理的期望值过高　信任危机　角色模糊　理解差异　管理体制

3. 坚持原则、维护公众利益　热情服务、保护隐私　不畏艰险、无私奉献　恪守职责、自律慎独

三、选择题

1. A　2. C　3. B　4. C　5. B　6. E　7. D　8. C　9. C

10. C　11. B

四、简答题

1. 答：建立良好护患关系对护理人员的道德要求：①爱岗敬业，精益求精；②尊重患者，保守医密；③认真负责，体贴入微；④行为得体，善于沟通；⑤求同存异；⑥依法调适。

2. 答：建立和谐护际关系，护理人员需要遵循的护理伦理规范：①彼此尊重，互学互助；②宽以待人，心胸开阔；③团结协作，崇尚竞争。

3. 答：建立和谐护医关系对护理人员的伦理要求：①各司其责，平等合作；②互尊互助，理解包容；③互相监督，彼此信任。

第四章

一、名词解释

1. 基础护理是研究临床护理的基本理论、基本知识、基本技术和方法的一门学科。它是临床各科护理的共性基础，是护理学的一个重要组成部分。凡两个或以上专科所需要的护理理论与护理技术，都被列为基础护理的内容。

2. 整体护理是以患者为中心，以现代护理观念为指导，以护理程序为框架和核心，将护理临床业务和护理管理的各个环节系统化的一种护理工作模式。

二、填空题

1. 广泛性与复杂性　个体性与深刻性　心身统一性与心理能动性　不可测量性与技术无止境性

2. 随性机强，时刻准备　时间性强，全力以赴　主动性强，密切配合

3. 希望被认识、被尊重　希望被关心、被理解　希望获取与其健康有关的信息　希望享有轻松的气氛

三、选择题

1. A　2. C　3. D

NOTE

四、简答题

1. 答：基础护理具有服务性、连续性、信息性、协调性、科学性等特点。护理人员应遵循如下护理伦理要求：

（1）热爱专业，乐于奉献；

（2）坚守岗位，不辞辛苦；

（3）严谨慎重，杜绝事故；

（4）相互尊重，共同协作。

2. 答：心理护理伦理的要求如下。

（1）高度同情，调节心理；

（2）高度负责，满足需求；

（3）以诚相待，取得信任；

（4）忠于事业，热爱护理。

3. 答：整体护理伦理的要求如下。

（1）承担责任，高度自觉；

（2）细心分析，独立思考；

（3）刻苦钻研，积极进取。

第五章

一、名词解释

1. 生命伦理学是研究生命科学和医疗卫生保健领域内人类行为的道德哲学和伦理规范的学科。

2. 临终关怀是指对临终患者及其家属所提供的一种全面照顾，包括医疗、护理、心理、伦理和社会等各方面，目的在于使临终患者的生存质量得到提高，能够在舒适和安宁中走完人生的最后旅程，并使家属得到慰藉和居丧照护。

3. 人工生殖技术就是运用现代医学科学技术替代人类自然生殖过程的某一步骤或全部步骤的医学技术。

4. 安乐死，是指患有不治之症的人，由于受到病痛的折磨，肉体和精神处于极度痛苦之中，在本人真实意愿表示或亲属的合理要求下，为了解除患者的痛苦，由医务人员采用某种医疗措施加速其死亡，使其安详地走过人生最后阶段的过程。

5. 预防性优生又称消极优生，是指防止有遗传性疾病和先天性缺陷的个体出生。

二、填空题

1. 预防性优生　演进性优生

2. 有利于患者原则　知情同意原则　保护后代原则　社会公益原则　保密原则　严防商业化原则　伦理监督原则

3. 公益与个人利益有机结合原则　知情同意原则　精益求精原则

4. 主动安乐死　被动安乐死　自愿安乐死　非自愿安乐死

三、选择题

1. B　　2. D　　3. A　　4. C　　5. D　　6. B　　7. B

四、简答题

1. 答:安乐死的分类:

(1) 按照安乐死的执行方式来分类,分为:①主动安乐死,是指在濒死绝症患者或其亲属的诚挚要求下,医务人员通过主动作为,如给患者喂服或注射能迅速致命的药物,使其安详死去,完成死亡过程。②被动安乐死,是指在濒死绝症患者或其亲属的诚挚要求下,医务人员通过消极作为,如采取撤除人工呼吸机、体外循环装置及不进行任何治疗等终止维持患者生命的措施,任患者死亡。

(2) 按照患者同意方式分类,分为:①自愿安乐死,是指患者向医务人员明确表示要求安乐死的强烈愿望而实施的安乐死。②非自愿安乐死,是指患者没有明确表示过安乐死的意愿,而是根据其亲属的请求实施的安乐死。

2. 答:计划生育的伦理原则:

(1) 树立科学的生育观和人口观;

(2) 遵守执行法律政策原则;

(3) 提供优质服务原则;

(4) 贯彻知情同意原则。

3. 答:优生技术的伦理价值:

(1) 有利于提高人口素质;

(2) 有利于节约有限的社会资源;

(3) 有利于贯彻执行计划生育政策。

4. 答:一般性的医疗服务以预防疾病、救死扶伤为目的,而临终关怀是一种"特殊服务",其特殊性在于不同于一般对患者的治疗和护理,具有以下主要特点:

(1) 临终关怀的主要对象为临终患者及其亲属;

(2) 临终关怀不以延长患者的生存时间为目的,而以提高患者的临终生命质量为宗旨;

(3) 临终关怀是以医护人员为主体,志愿者为补充,亲属、朋友、宗教人士等多方共同参与的立体化服务模式。

5. 答:临终关怀的护理伦理要求:

(1) 充分了解患者心理,缓解精神压力;

(2) 减缓患者肉体上的痛苦;

(3) 维护临终患者的权利;

(4) 同情和关心临终患者的亲属;

(5) 做好临终患者的善后及亲属安抚工作;

(6) 为临终患者的亲属提供居丧关怀。

第六章

一、名词解释

1. 器官移植是摘除供体健康的器官移植到受体体内,去置换被损害、丧失功能而无法挽救的衰竭器官,以挽救患者生命的一项高新医学技术。

2.基因诊断是直接探查 DNA 分子上的基因的存在或缺陷,以对人体的状态和疾病做出诊断的一种方法。

3.基因治疗是指通过基因水平的操纵而达到治疗或预防疾病的方法。

二、填空题

1.发达　发展中

2.20 世纪 60 年代

三、选择题

1.A　　2.E　　3.C

四、简答题

1.答:器官移植的伦理要求:①维护利益,实现双赢;②坚持标准,公正分配;③知情同意,准确判定;④完善法规,反对买卖。

2.答:基因诊断与基因治疗的伦理要求:①坚持人类尊严与平等原则;②坚持知情同意原则;③坚持科学性原则;④坚持优后原则;⑤坚持治病救人原则。

第七章

一、名词解释

1.护理科研是用科学的方法反复地探索、回答和解决护理领域的问题,直接或间接地指导护理实践的过程。

2.护理科研伦理是指护理科研工作者在参与临床医疗科研和护理科研中应遵循的道德准则。

3.人体医学研究是以人体作为受试对象,采用人为的实验手段,有控制地对受试者进行有目的的研究和考察的行为过程。

4.护理管理是为了提高人们的健康水平,系统地利用护士的潜在能力和有关的其他人员或设备、环境以及社会活动的过程。护理管理包括护理行政管理、护理教育和科研管理以及护理业务管理。

5.护理行政管理是指按国家的方针、政策和医院有关的条例、规章制度,对护理工作进行的组织管理和制度管理。

6.护理纠纷是指护患双方对医疗护理后果及其原因在认识上有分歧,当事人提出追究责任或赔偿损失,必须经过行政的或法律的调解或裁决才可解决的护患纠葛。

二、填空题

1.人　自然属性　社会属性　复杂性

2.护理质量　人类健康

3.人　以人为本

4.1964　《赫尔辛基宣言》　伦理规范

5.人类健康服务　科学性　服务性　技术性

三、选择题

1. A 2. D 3. C 4. A 5. D 6. D 7. E 8. C 9. D

四、简答题

1. 答:护理科研伦理的意义:

(1) 护理科研伦理能够促使护士正确认识自身的价值。

(2) 护理科研伦理能够促使护士最大限度地开发聪明才智。

(3) 护理科研伦理可以净化护士的心灵。

(4) 护理科研伦理是评价护理科研成果的重要标准。

2. 答:护理科研中的伦理规范:

(1) 目的明确,动机纯正。

(2) 不断求索,献身科学。

(3) 尊重科学,严谨求实。

(4) 尊重同道,团结协作。

(5) 善待成果,善用成果。

3. 答:护理纠纷处理的伦理规范是护理纠纷的处理应遵循国家法律法规及有关政策条文,同时还应遵循一定的伦理规范。

(1) 职责明确,合理处置。

(2) 尊重事实,秉公处理。

(3) 总结教训,加强教育。

4. 答:护理质量管理的伦理要求:

(1) 严格执行质量标准。

(2) 明确岗位职责。

(3) 树立安全意识。

5. 答:护理人员管理的伦理要求:

(1) 充分发挥护理领导者的影响力。

(2) 合理配置护理人员。

(3) 努力协调好护理中的人际关系。

第八章

一、名词解释

1. 决策又称抉择,是指根据问题和目标拟定许多可行的方案,然后从中选出最能达到目标的方案。

2. 护理伦理决策即护理工作中的伦理抉择,也就是从护理伦理的角度来思考问题,以做出最恰当的、最符合护理伦理的决定,护理伦理决策是护理伦理理论、原则和规范在护理工作中的具体运用和贯彻。

二、填空题

1. 混淆不清、模棱两可并难以做出决定或不知采取何种行动 两难或多难

2. 个人价值观 文化背景 社会价值观 专业价值观 法律

三、选择题

1. D　　2. E　　3. A　　4. B

四、简答题

1. 答：护理伦理决策难题有以下几种类型。

（1）专业职责与个人价值观相冲突；

（2）采取的护理措施存在利弊两重性；

（3）执行护理措施后效果不理想；

（4）专业伦理与专业角色要求相冲突；

（5）患者要求的医护措施无明确规定可依循。

2. 答：在护理伦理决策过程中应注意以下几点。

（1）尊重科学事实；

（2）理解并合理运用护理伦理原则；

（3）尽可能与患者价值观念保持一致；

（4）寻求最优化的结果；

（5）根据具体情况随时调整伦理决策方案；

（6）坚持理性的思维方式、审慎的从事态度。

3. 答：护理伦理决策的程序主要有以下几个步骤。

（1）收集评估资料；

（2）确立伦理问题；

（3）制订计划；

（4）列出各种可行的方案；

（5）确定伦理决策的依据；

（6）做出伦理决策；

（7）采取行动；

（8）评价具体结果。

第九章

一、名词解释

1. 护理伦理教育是根据护理伦理理论、原则和规范的要求，运用各种教育方式和方法，有组织、有目的、有计划、有步骤地对护理人员施加系统的道德影响的活动。

2. 护理伦理修养是指护理人员为培养护理道德品质所进行的自我教育、自我提高的行为过程，以及经过学习和实践的陶冶和磨砺所形成的道德情操和所达到的道德境界和道德理想。

3. 护理伦理评价是指在护理实践活动中，人们依据一定的护理伦理观点和原则，对护理行为和活动及其各类伦理现象所做出的一种价值评判。

二、填空题

1. 护理伦理品质

2. 极端自私

3. 护理伦理修养

4. 护理行为道德价值

三、选择题

1. A　　2. D　　3. D　　4. A

四、简答题

1. 答：护理伦理教育的特点：

①职业性和综合性；②共同性和层次性；③长期性和渐进性；④实践性和针对性。

2. 答：培养护理伦理修养的途径：

①掌握理论；②躬亲实践；③重在自觉；④贵有恒心；⑤达到"慎独"。

3. 答：护理伦理评价的方式：主要有社会舆论、传统习俗和内心信念三种。其中前两种方式属于社会评价，是客观评价方式；内心信念属于自我评价，是主观评价方式。只有将社会评价与自我评价综合起来，才能更好地发挥评价的作用。

第十章

一、名词解释

1. 医疗事故是指医疗机构及其医务人员在医疗活动中，违反医疗卫生管理法律、行政法规、部门规章和诊疗护理规范、常规，过失造成患者人身损害的事故。

2. 凡在护理工作中，由于不负责任，不遵守规章制度和技术操作规程，作风粗暴或业务不熟悉而给患者带来严重痛苦，造成残废或死亡等不良后果的行为即称为护理事故。

二、填空题

1. 有效期届满前 30 日

2. 5 年

三、选择题

1. D　　2. C　　3. C　　4. B　　5. B

四、简答题

1. 答：医疗事故的构成要件：

（1）医疗事故的责任主体是合法的医疗机构及其医务人员。

（2）医疗事故必须是医疗机构及其医务人员违反了医疗卫生管理法律、行政法规、部门规章和诊疗护理规范、常规而发生的事故。

（3）医疗事故的直接行为人在诊疗护理中存在主观过失。

（4）患者存在人身损害后果。

2. 答：护士在执业活动中应当享有的权利：

（1）按照国家有关规定获取工资报酬、享受福利待遇、参加社会保险。

（2）获得与其所从事的护理工作相适应的卫生防护、医疗保健服务。

（3）按照国家有关规定获得与本人业务能力和学习水平相适应的专业技术职务、职称；参加专业培训、从事学术研究交流、参加行业协会和专业学术团体。

（4）获得疾病诊疗、护理相关信息和其他与履行护理职责相关的权利，可以对医疗卫生机构和卫生主管部门的工作提出意见和建议。

参 考 文 献

[1] 高玉萍.护理伦理与法规[M].2 版.北京:高等教育出版社,2014.

[2] 姜小鹰.护理伦理学[M].北京:人民卫生出版社,2012.

[3] 王丽宇.医学伦理学[M].北京:人民卫生出版社,2013.

[4] 王明旭,曹永福.医学伦理学[M].北京:中国协和医科大学出版社,2015.

[5] 宫福清.医学伦理学[M].北京:科学出版社,2013.

[6] 周更苏.护理伦理学基础[M].北京:北京出版社,2011.

[7] 赵晓.护理伦理学[M].武汉:武汉大学出版社,2013.

[8] 高燕.护理礼仪与人际沟通[M].2 版.北京:高等教育出版社,2008.

[9] 王燕.护理礼仪与人际沟通[M].北京:人民军医出版社,2010.

[10] 余桂林,刘鸿慧,薛雅卓.人际沟通[M].北京:中国协和医科大学出版社,
      2013.

[11] 曹志平.护理伦理学[M].北京:人民卫生出版社,2013.

[12] 李怀珍,秦敬民.护理伦理学[M].北京:人民军医出版社,2008.

[13] 奚红.护理伦理学[M].北京:中国中医药出版社,2006.

[14] 胡慧.护理伦理学[M].北京:中国中医药出版社,2012.

[15] 李传俊.护理伦理学[M].北京:中央广播电视大学出版社,2010.

[16] 段培蓓.护理管理学[M].长春:吉林科学技术出版社,2012.

[17] 王柳行,颜景霞.医学伦理学[M].北京:人民卫生出版社,2014.

[18] 王卫红,雷巍娥.护理伦理学[M].长沙:中南大学出版社,2011.

[19] 李怀珍,张树凤.护理伦理学[M].北京:人民军医出版社,2014.

[20] 秦敬民.护理伦理与法律法规[M].北京:人民卫生出版社,2014.